太田氣功道場代表
太田光信・監修

目白醫院院長
水足一博・著

史上最高の氣功法
武医同術

太田光信が継承した「尤氏（ゆうし）長寿養生功」の威力

BAB JAPAN

はじめに

２０１５年に、太田氣功道場を主宰する太田光信先生が、43年間過ごされていたアメリカより、母国日本へと帰国されました。活動拠点を日本へと移されたのです。このことが、本書を出版するきっかけとなりました。

そして、太田先生が帰国されて6年が経ちました。現在では、空勁の技を使える者を１００名育てると明言され、その技の全貌を隠すことなくメディアで発信されています。

この事実を広く世間に知っていただくべく、これまでにＤＶＤ制作でお世話になっていた出版社ＢＡＢジャパンへと相談に伺いました。そしてこの度、尤氏（ゆうし）長寿養生功の力を武術と医療の両面から伝えていく書籍として上梓されることとなりました。

本書の内容の中心は、これまでに太田光信先生が語った言葉や書き綴ってきた文章をもとにして、まとめたものです。分野を問わず、より高い次元を求めている人々にとっては、きっと大きな指針となると思います。読み進めていく中で、各分野に共通する世界地図と羅針盤を得ることができます。

巻末には、私が院長を務める目白醫院（いいん）で指導している医療氣功の実際を、具体例を挙げて紹介しました。

目白醫院は、統合医療の醫院です。私は、佐賀の矢山利彦先生よりバイオレゾナンス医学を学び、東中野の横内正典先生より漢方生薬治療を学び、松山の加島春来先生よりカラー治療を学び、太田先生より氣功治療を学びました。日本中の優れた治療法を学び、次世代型のハイブリッド診療として、癌、難病、現代病に対しての治療を行っています。

全ての患者様に医療氣功を行い、病気の体を健康へと導きます。病気の原因排除を行う生活改善、食事指導、電磁波対策、体内汚染対策、漢方薬処方、運動・氣功指導、外氣功を行っています。根本治癒力を高める効果があるため、医療氣功はとても有効です。全ての病気には、完治に至る希望があるのです。

現在、困っている症状を抑え取り除く西洋医学と、気力・体力・免疫力を高める東洋医学という二つの異なった治療体系があります。最近では、西洋医学と東洋医学を融合させた「統合医療」という考え方が広まっています。

本書を読み進める中で、人間が本来有している自然治癒力を知ることができます。病気という暗闇の中で絶望し打ちひしがれている方にとって、闇を破り進むべき方向を照らし出す一灯として届けば幸いです。

目白醫院院長　水足一博

CONTENTS

終章

序章

武術と医術の極意を目指す

本物を求める「内なる声」

私（水足）は武道が盛んな九州の地で生まれ育ちました。身近に色々な武道の道場があり、私も空手・柔道・少林寺拳法などを経験しました。小学生の頃に松濤館流空手の道場に通い、運動すると健康度が高まることを実感し、中学生、高校生の頃には柔道を学び、脱力したほうが大きな力が出ることを知ったのです。

そして大学生の頃には、少林寺拳法の道院に通いました。少林寺拳法は打撃技と関節技が一体となっていてとても合理的であり、楽しく学べました。

しかし毎日を楽しく過ごしながらも、自分の心の深奥から響いて聞こえてくる声がありました。

「一生をかけて学ぶべき価値のある本物の拳法がある。それを探して学べ」

無視できないほどの「内なる声」であり、不思議な「渇望」でした。今ならば全て説明がつくのですが、当時は周囲にも上手く説明ができませんでした。人生には、後になってからでないとわからないような秘密が隠されていることがあります。

早速、医大に休学を届け出て、台湾、そして中国へと出向いたのです。そして縁があり、内家拳に出会いました。内家拳とは、太極拳に代表される氣功がある拳法のことです。これが学ぶべき対象だと気づきました。

氣功によって、武と医が繋がったのです。生涯をかけて進むべき方向が明らかになりました。そして、人間は肉体だけの存在でなくエネルギーの身体を持っていること、エネルギー体を成長発展させるプロセスとして、学ぶために生きていること、宇宙には原理原則、道徳律が存在していることなどの東洋思想を知りました。

帰国して医大に戻ると、ちょうど佐賀県立病院の東洋医学診療部から矢山利彦先生が漢方氣功の勉強会講師としてお見えでした（矢山クリニック https://www.yayamaclinic.com）。矢山先生とは、そこで初めてお会いしました。以来、矢山先生の東洋医学診療部に出入りするようになり、東洋医学と氣功を学び始めました。

それからは、病院内で行われていた氣功教室に参加し、漢方外来に通う患者さんたちと一緒に矢山式氣功法を訓練しました。矢山先生が中心となって進められた活動は、現在ではバイオレゾンンス医学会（http://www.bio-resonance.jp）という大きな潮流となり、エネルギー医学を包括した統合医療を世界中に広めていらっしゃいます。

達人たちとの邂逅

そんなある時、矢山先生のもとへ、フランスで活動されていた空手家の時津賢児先生がお見えになりました。時津先生は大学卒業直後に渡仏され、自成道空手を作り上げて世界中で活躍されています（時津流自成道 http://www.jiseido.com）。自成道には矢山式氣功法が取り入れられているのです。私も矢山先生と共に、一橋大学などでの講習会や、日本やヨーロッパでの合宿に参加するようになりました。

時津先生と空手の自由組手をすると、とても早く息が上がります。「氣攻め」されるので、つまずいたり、腰砕け状態になったりします。

自成道空手では正中線上に左右の拳を構えます。向かい合っていて、時津先生の前の拳がとても邪魔に思えた時に、見つめたその拳が急に大きくなりだしました。みるみる巨大になり、時津先生の姿が拳の向こう側に消えて見えなくなったのです。小学生の時に漫画や読み物で出てきた世界が、記憶の中から甦りました。

時津先生の動作は流れるように途切れなく、全く居つきがありません。縮地法で遠間から入って来られるため、目を凝らして見ていても入ってくる瞬間が見えないのです。そして幾度となく、打撃を貰ってから打たれたことに気づくという状況が続きました。

私の前蹴りが時津先生の鳩尾に伸びて、「もう避けようがない、入った！」と思った時のことです。激しく動いていた身体が急にピタリと止まり、意識だけが普通のままでした。驚いて周囲を見渡すと、組手をしている他の人々も躍動中のまま全員が静止していたので、時間が止まっていることに気づきました。

あと少しで届くはずの私の蹴り足が鳩尾寸前で止まったままの中で、時津先生の両腕だけが高速で動いて私の蹴り足を掬い上げたのです。しっかりとキャッチされた時に、再び時間が元通りに動き始めました。

時間を止める技を使われたのだと気づきました。人生を走馬灯のように振り返る瞬間というのは、日常の時間経過とは異なった時間感覚のことで、普通の人でも思い当たるような経験があるはずです。この技は、掛けられた側は止まった時間の中に閉じ込められるようです。

肉体技術ではない、意識を使った高度な達人技が実在します。熱い汗をかいている中で、本当に背筋だけが凍り付いてしまった貴重な経験でした。

また数年前からは、養神館合気道龍（https://aikidoryu.or.jp）でも学ばせていただいております。主宰されている安藤毎夫（つねお）先生は、全国に傘下道場をもって幅広く普及活動されており、テレビ出演などでも有名です。

ある日、浦安市にある龍道場の稽古に参加し、座っている安藤先生の腕を取りに行く型稽古を行いました。先生に歩み寄った時、急に道場全体が水の数倍重たい粘着性のある液体で満たされたプールのように変わり、その圧力で二歩ほど後ろに押し返されました。

すると、突然に安藤先生の丹田（＝下丹田：ヘソ下3寸の下腹内部）が爆発して、子どもの拳ほどの大きさの氣の飛礫（つぶて）、十数個が放射状に打ち出されたのです。勢いよく放射状に出たはずの飛礫は、なぜか全弾がこちらに向かって飛来し、一瞬の内に正面から私の胸を貫きました。大きな衝撃力で後方に吹き飛ばされました。いきなりのことに私は驚き、立ち上がる時も自分の胸に穴が開いていないかどうかをよく確認したほどでした。

安藤先生は、「相手に触る合気道技を有線電話にたとえるならば、相手に触らないで繋がる無線電話のような合気道技がある。今はもう、携帯電話、Ｗｉ-Ｆｉが当たり前の時代なんです」とおっしゃって、氣の繋がり（無線の原理）による合気道技を披露されました。

そして、本書のテーマである尤氏長寿養生功の私の師となる太田光信先生の存在を知ったのは、大学卒業間近の年でした。太田先生はテレビ番組に出演し、触れずに人を操ることで高い視聴率を取られていましたが、私が感激したのは太田先生の立ち姿でした。

圧倒的な脚力をお持ちでありながら、あとわずかでも力を抜くと崩れ落ちるのではないかと思えるほど、最低限の力で地面の上に浮いているように立っていらっしゃったのです。

すぐに出演されていたテレビ局に問い合わせをして、大阪府堺市の「スーパー氣功道場」まで会いに出向きました。当時、太田先生は多くのテレビ番組に出演されており、たくさんの生徒さんで道場は溢れ返っていました。

その後、太田先生は米国に戻られましたが、東京道場を作られたので、道場の近所に引っ越して毎日通いました。東京道場で毎日練功するようになると、長年あった心の中の渇望は薄れて消えていきました。

あれから20年以上にわたってご教授いただき、氣功武術の勁・空勁と外氣功治療が使える身体ができ上がったのです。

太田光信先生と尤氏長寿養生功

太田先生は宮城県仙台市に生まれ、少年期をこの地で過ごされました。体が弱く、幼少期はしょっちゅう風邪を引いては熱を出して寝込んでいたそうです。また家庭内で母親や兄から酷い虐待を受け、心に深い傷を負うことにもなりました。小学4年生のときには結核に罹(かか)り、一年間の入院生活を余儀なくされています。

しかし、体は弱くとも運動神経は良かったようで、水泳大会では競泳のメンバーに選出され、草野球をやれば、その強肩を見込まれてレフトかライトを任されたりしました。

中学時代は医者から運動を禁じられていたため、専ら勉強に明け暮れた3年間だったそうです。それでも高校生になると、持って生まれた運動神経を発揮して、卓球部に入ったり、マラソン大会でトップになったりもしましたが、太田先生が本当にやりたかったのは武道でした。ところが、受験勉強が忙しく、高校時代にその願いを叶えることはできませんでした。

無事に受験を突破して、全寮制の国際基督教大学に進学しましたが、当時は学生運動が盛んで、男子寮は全共闘の巣窟でした。入学はしたものの、講義がない日々が続きました。そんな中で出会ったのが、少林寺拳法でした。

もともと武道に憧れがあった太田先生は、見学するとすぐに入部を決めました。決め手となったのは、少林寺拳法の稽古体系でした。突き、蹴りや逆技といった戦うための技法だけでなく整体にあたる整法が含まれ、また稽古には瞑想も含まれていました。

大学の講義がなかったため、思う存分、稽古に打ち込むことができた太田先生は、最終的には少林寺武道専門学校の教官を務めるまでになりました。そして大学に入学して3年ほど経った頃、大学の卒業を待たずして、カリフォルニア州バークレーの道院に、前任の後釜として指導に赴くことになりました。

少林寺拳法の稽古には怪我がつきものでした。渡米して数年後、先生は「壊すことばかりではなく、せめて練習相手が怪我したときには治療ができないものか」と考えるようになり、中医の道を志して鍼灸大学に入学しました。

鍼灸大学を卒業して、カリフォルニア州での鍼灸のライセンスを取得しましたが、その直後、「サンフランシスコに人を触れずに投げ飛ばす氣功の婆さんがいる」という噂を聞いて見学に行きました。これが欧陽敏（おうようびん）老師でした。

欧陽敏老師は身長１５０センチほどの小柄なお婆さんでしたが、その練習を見学して、これまで修行に打ち込んできた少林寺拳法とも、他の武道や格闘技とも全く違う不思議な動きと迫力に「これは本物だ」と直感した太田先生は、その場で入門を願い出たのでした。

欧陽敏老師に師事することになった太田先生は、少林寺拳法からは離れることになりました。しかし「健康と病気という両極の根本に〝氣の働き〟が深く関わっている」という尤氏長寿養生功の考えに惹かれる素地や、尤氏長寿養生功で重視されている瞑想の基礎は、少林寺拳法によって形作られました。そういった意味では、太田先生にとって少林寺拳法は、あたかも欧陽敏老師に出会うために用意されたような、とても有意義なものだったと言えるでしょう。

師父と師母

中国では、武術の師匠が男性の場合は「師父」と呼び、女性の場合は「師母」と呼びます。太田先生の尤氏長寿養生功の師匠は、創始者である尤彭熙（ゆうほうき）老師の奥様の欧陽敏老師です。ですから太田先生は欧陽敏老師を「欧陽敏師母」と呼びます。

また、太田先生が欧陽敏老師に弟子入りしたとき、尤彭熙老師は既に亡くなられていましたが、毎日の訓練の中で尤彭熙老師の話が出ない日はなく、太田先生にとっては「師父」と呼べるほど身近な存在でした。

尤彭熙老師は１９０２年、江蘇省無錫市の生まれです。上海同済医科大学とドイツのゲルデルベルク大学を卒業してドイツの医学博士号を取得し、上海で皮膚科の病院を開業していたそうです。

六合拳の達人でもあった尤彭熙老師は、１９２８年に友人から名人として名高い意拳の王向斉（号・薌齋）老師を紹介されました。意拳は形意拳をベースとして20世紀初頭に創始された武術で、創始者の王向斉老師は「国手（国を代表する武術名家）」と呼ばれるほどの達人でした。

尤彭熙老師は王向斉老師に手合わせを願い出ましたが、全く歯が立たず、すぐに入門しました。このとき王向斉老師は意拳を教え始めてまだ2年ほどしか経っていませんでしたから、尤先生は意拳の最初期の弟子と言えるでしょう。このとき王向斉老師は44歳、尤彭熙老師は28歳でした。

医学博士であり、現役の医師であった尤老師は、王向斉門下では特異な存在でした。西洋科学の視点を持ち、意拳の武術的側面よりも内功に着目し、王向斉老師からはそのエッセンスを中心に学びました。そして「氣や意識を一つのエネルギー波動と捉え、その時空との関係性を考察する」という、当時はまだ確立されていなかった量子力学に近いアプローチをもとに、チベット密教の意識訓練や身体鍛錬の修行法、瞑想法を意拳の内功と融合させて、尤氏長寿養生功を創始しました。

また尤彭熙老師は、王向斉老師の弟子であるとともに、最大の後援者の一人でもありました。そのため二人の親交は、王向斉老師が他界されるまで30年以上続きました。

尤彭熙老師は奥様の欧陽敏老師を伴って、１９８１年に渡米されました。カリフォルニアのスタンフォード大学研究所から氣功の実験と医学交流を打診され、中国系の教授のサポートを得ての渡米でしたが、そこには中国共産党の手から逃れるという意味もありました。尤彭熙老師は文化大革命の時に投獄され、水牢に数日間入れられて、肝臓や腎臓を傷めていたのです。この苦い経験が、老境に至ってなお、新天地を求めて移住する原動力となっていたのでしょう。

アメリカ最大のチャイナタウンがあるサンフランシスコに移住した尤彭熙老師は、この街のフォートメイソンセンター等で氣功法を教えました。５００人以上の生徒が集まって、練習会場に収まりきらないほどの大盛況だったそうです。

尤彭熙老師は１９８３年に81歳でこの世を去られました。太田先生が欧陽敏老師に師事するのは、それから4年後のことです。

欧陽敏老師は尤彭熙老師と出会う前、楊式太極拳を修める家庭に育ち、若い頃は京劇の役者をしていたそうです。穏やかな性格だった尤彭熙老師とは対象的に、欧陽敏老師は気性が激しく、太田先生が入門された頃は、あまりにも稽古が厳しくて、多くの道場生が去った後でした。残った道場生はいずれも根性があり、かつ個性的な面々で、太田先生曰く「〝虎の穴〟のようだった」そうです。

しかし太田先生は、すんなりと入門できたわけではなかったようです。というのも、日中戦争を体験している欧陽敏老師の胸の内には、根強い反日感情があったのです。そのため日本人である太田先生は、最初はなかなか信用してもらえませんでした。

「半年の間は行動を監視して、合格したら入門を認める」と言われ、初日から何の説明もなく立たされ、「動くな」「リラックスしろ」以外は何も教えてもらえない日々が続いたそうです。

普通ならば諦めて道場を去るところですが、太田先生は諦めませんでした。尤氏長寿養生功が素晴らしいものだという確信があったのだと思います。当時住んでいたオークランドから、家財道具を売り払って道場の近くに引っ越し、毎日道場に通って根気強く稽古に打ち込むうちに、いつしか欧陽敏老師の心のわだかまりも消え去り、厳しくも親しく指導を受けることができました。
欧陽敏老師は104歳で天寿を全うされましたが、晩年は太田先生に「日本で教える時には師系を明らかにしろ！」とおっしゃっていたそうです。この頃になると、尤氏長寿養生功が太田先生によって日本に伝えられることを予感していたようです。そしてそれは、欧陽敏老師が太田先生の実力を認めていたということでもあるでしょう。

次章からは、これまでに太田先生が語った言葉や書き綴ってきた文章などをもとに、太田先生が欧陽敏老師から受け継いだ尤氏長寿養生功の訓練や、その思想を紹介していきたいと思います（次章からは、太田先生自身の言葉となっております）。

第1章

触れずにコントロールする空勁

武は絶対平和である

中国最古の王朝である殷（いん）、周の時代から現在に至るまで、氣功という考え方とその技術は、人間の健康と長寿に役立ってきた。特に尤氏養生功の前身である意拳（站樁（たんとう）を基本とする）は、多くの優れた武術家を生み、中国の武術界において特殊な地位を確立してきた。そしてそれは、最新のスポーツの根幹にも応用できる内容を持っている。

近年、鍼灸や漢方といった東洋医学の有効性が、最新の西洋医学の見地で解明されつつあり、これらが現代の医学やスポーツの分野で応用されているという。こういった事実が、東洋の身体観に基づく氣功が真理だということを証明しているといえるだろう。氣功、特に尤氏養生功とは、最古で最新の武術技芸なのである。

武術における武の意味は「戈（ほこ）を止める」ということである。戈を止めるという意味は戦争、戦いを止めるという意味で、争いを未然に防ぐということになる。

武に携わる者の最終目標は突き蹴りを止めることである。練習もしないことである。

尤氏長寿養生功では、突きや蹴りを練習しない。瞑想主体である。鍛錬するものは氣のみで、いわゆる戦いの訓練はしない。拳を握ると氣が内へと向かう。広げた手で氣を外へと向ける訓練を主に行う。絶対平和となる。今は戦闘の道具には使わない。それでもそのパワーは凄まじい。

拳銃も持っていれば使ってみたくなる。相手を殺すには拳銃一丁弾丸一発で事足りる。相手を制することに誰も一生訓練したくない。しかし、一生訓練すると精神と肉体を鍛えることができる。

血の滲むような修練を30年ほど続けて、私は幸せになった。その差は歴然としている。長寿養生功の伝統の技を継承して、日本で今尤氏長寿養生功の教授をしている。氣功修練の前には少林寺拳法を辞め、日本の武道に失望して、その運営に疑問を持ち、反面教師の実例を身近に見た私は、それまで経験した日本の武道以上の武術を求めていたのである。最良最高の師を求めていたのである。

そして私の心の願いは叶えられ、尤氏長寿養生功と師母に、ついに出会ったのである。その武術的レベルは日本武道の上をいく。その内容と瞑想の質は、彼らがどんなに頑張っても追いつくことはできない。

まさに尤氏長寿養生功は私の人生の恩人である。継承の栄誉と引き換えに私は左脚を献上した。何かを得るには何かを手放さないといけない。身体障害者とはなったが、死に至るようりな病気も乗り越えた。今では杖を手放せないが、奇跡的に左脚が回復の兆しを見せている。

尤氏長寿養生功をしていなければ、私は今生きてはいない。誇りを取り戻し、幸せになった。

尤氏長寿養生功は私の命の恩人であると同時に、私の人生の恩人でもある。

健康で長生きする。これはもう絶対平和である。師母は、尤氏長寿養生功は、私の人生の恩人であった。師母と出会う前、私は幸せではなかった。師母は絶対平和の人であった。

武術と医学の接点

私が東洋医学を学び始めたとき、最初に受けた講義の内容は、鍼灸の源は氣であるということだった。しかし、では氣とは何なのかという説明は一切なかった。それが何なのかを知る人がいなかったのである。

実際の氣を目の前で見せてくれたのが、欧陽敏師母だった。私は武術・武道の技とその哲学に興味を持ち、その真髄を極めようともがいていたが、それまで打ち込んできた武道からは、それを見出すことができないでいた。そんなときに巡り会ったのが、欧陽敏師母の尤氏養生功だったのである。鍼灸大学を卒業し、州公認の中医の資格を取得したばかりのときだった。武術と東洋医学の接点である氣を訓練することに感銘を受け、ときめきすら覚えた。この氣功に一目惚れしてしまったのである。

しかし師母は、勁や空勁（触れずに相手をコントロールする）といったものを、特に教えるということはなかった。そのため私は、師母に投げられたときの感覚を手がかりに武道家やスポーツ選手を相手に技と力を試し、また師母の道場に戻って師母に投げられ、その感覚を覚えて次の武者修行に役立てた。

こうして、初めて出会った頃は驚きでしかなかった勁・空勁を習得し、太田氣功道場を開設して、後進の指導に当たっている。私自身は指導する立場となったが、その熱は未だ冷めることなく、毎日の訓練瞑想は欠かさない。そのため私の氣と技は、今も進化の一途を辿っている。

私が日本に氣功道場を開いたのが１９９４年。当時に比べれば、武術にも医学にも応用できる私の氣はさらに向上を遂げている。医療氣功における初回の治験での成功率は、ほぼ１００パーセント。講習会の初回参加者への勁・空勁の成功率も、ほぼ１００パーセントになった。

空勁

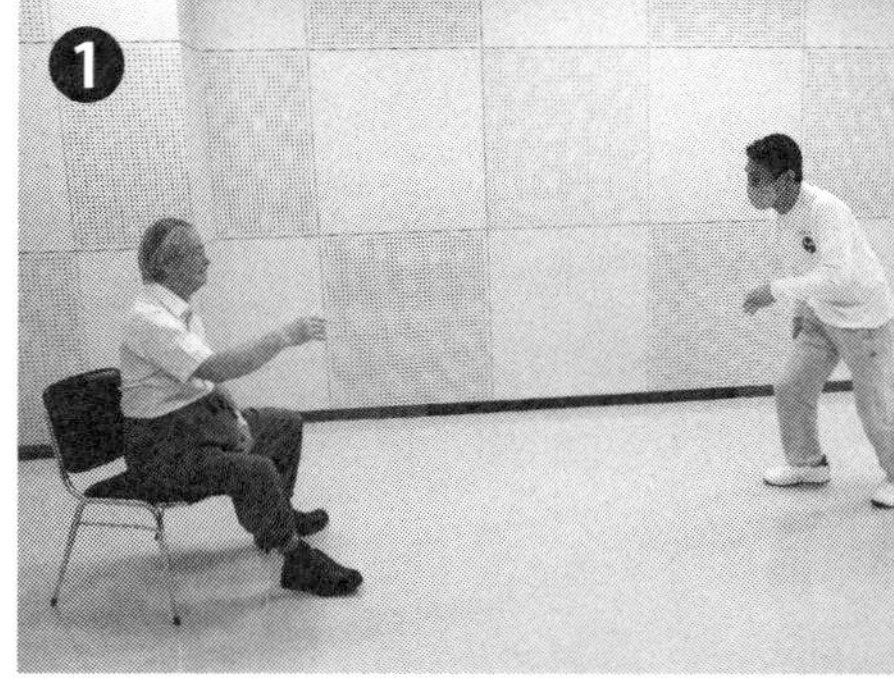

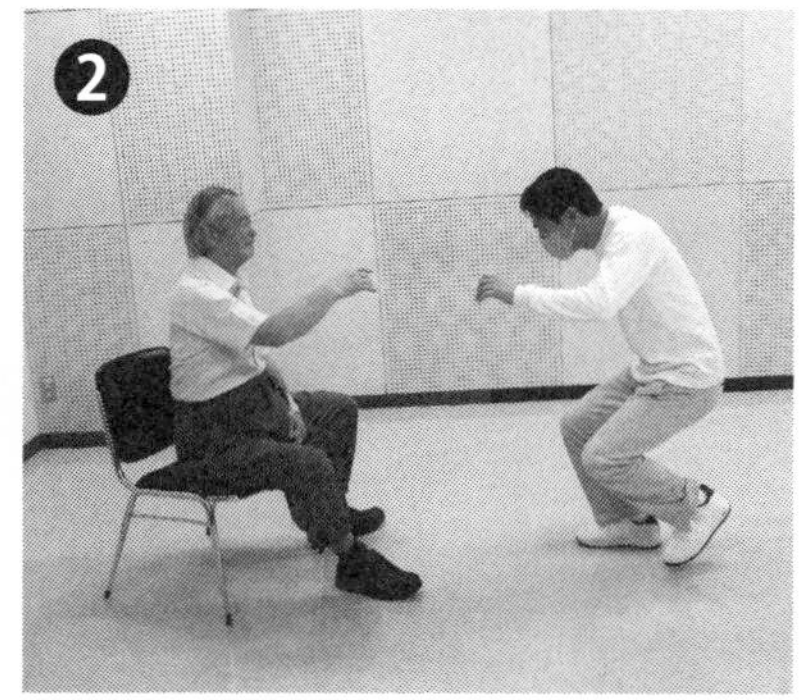

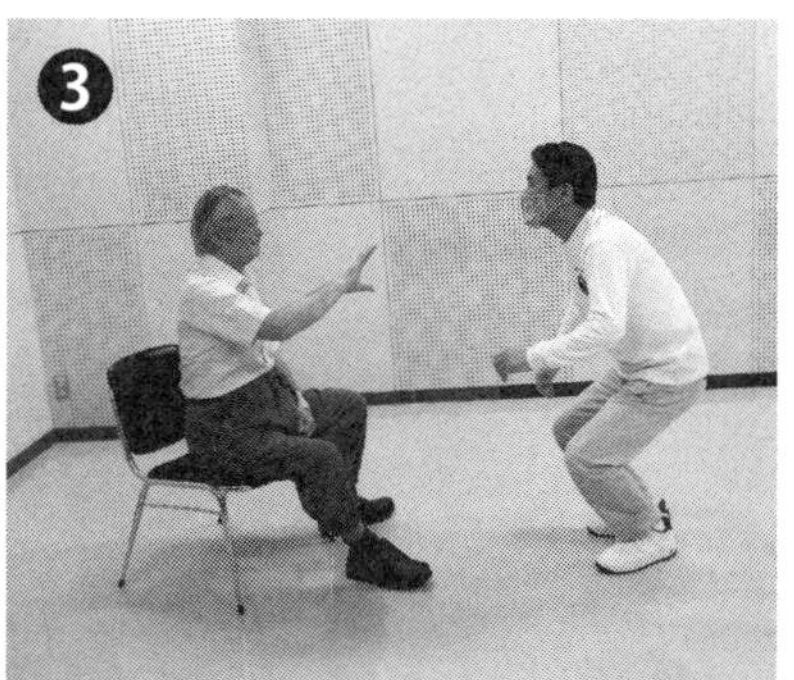

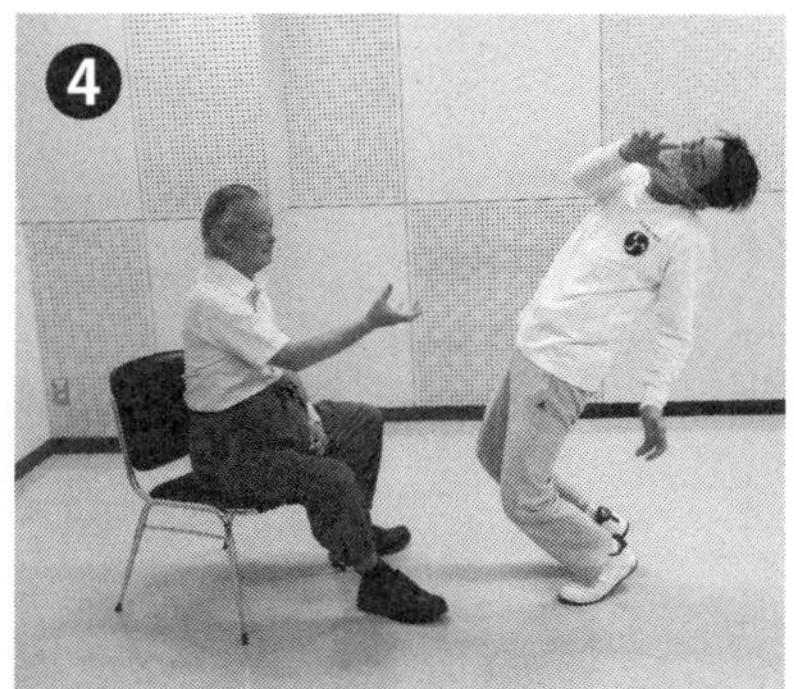

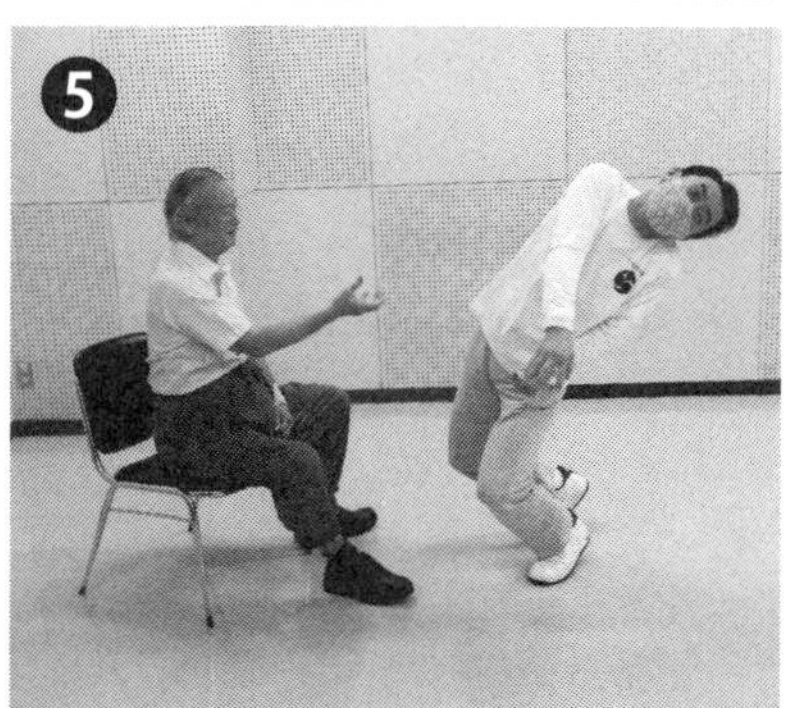

空勁の一例。本来は武術的な意味を持つが、尤氏長寿養生功では、主に師弟間の「氣の交流」による「氣の鍛練法」として行われる。触れた状態から行うものを「勁」、触れずに行うものを「空勁」と呼ぶ。

しかし、これは相手との共同作業のようなものであり、双方の氣と氣が繋がり、一定以上の反応があって初めて可能となるのである。そのためには、まず相手が緊張していないことが大前提である。伝導体でなければ通電しないのと同じ理屈で、筋肉というモーターに神経や経絡（けいらく）というコードを繋ぎ、氣を通すことでモーター（筋肉）が動く。だから相手が緊張して、氣の通り道である神経や経絡が閉じてしまった状態では、氣が通らないのである。

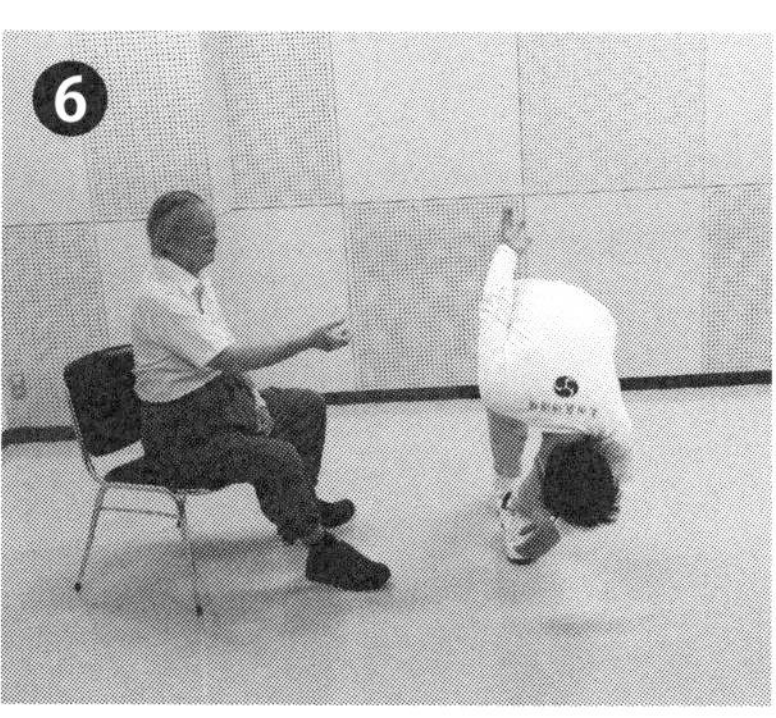

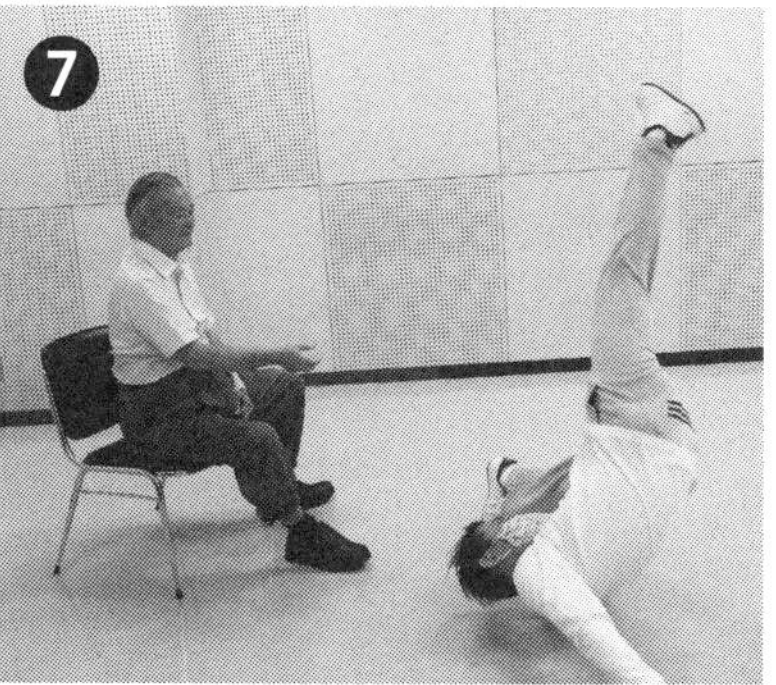

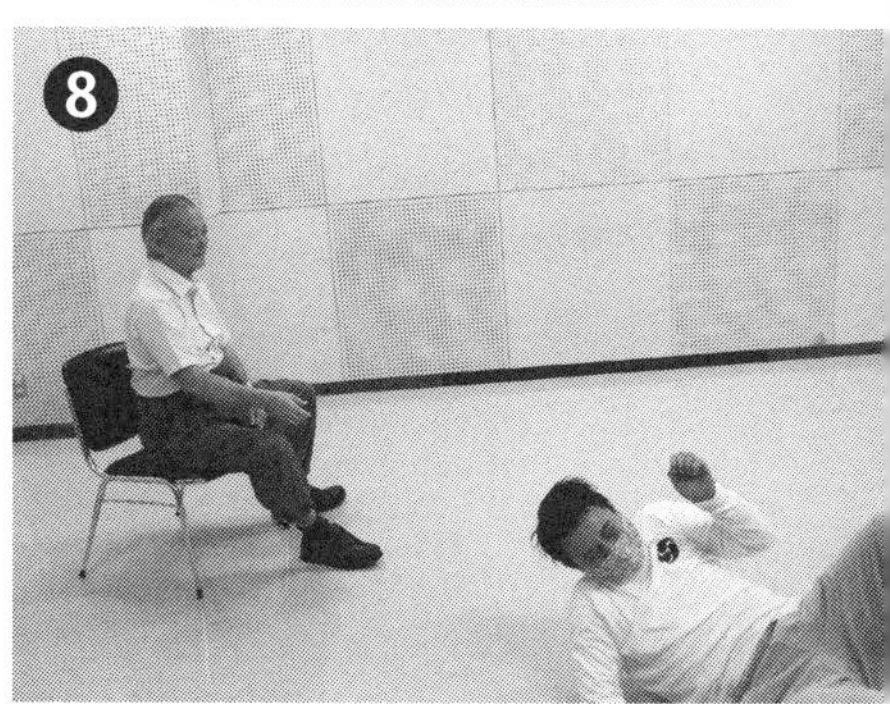

チカラのある氣が経絡を通って、筋肉をコントロールする。これが勁・空勁の原理なのである。医学的には、氣が通る経絡を氣が敏感に通るようになると、鍼灸の鍼を使わずとも肉体の痛みや問題を解決できるようになる。

氣功を訓練することで健康になり、長寿養生にもなる。自分の中に眠る未開発の能力も開発できるだろう。これをやらない手はないのである。

武の芸術性

武術・武道には、相手を突く、蹴る、投げるなどのワザがある。しかし、ただ突いて蹴って投げることには、何の興味も面白味も感じられない。少なくとも私の目指す理想の武術とは、芸術性に富んだ、見て美しく、やって楽しく、究極的には健康で長寿になる内容を持つ武術である。私は尤氏長寿養生功にそういった芸術性を感じている。30年の修行を経て、それは間違ってはいなかったと自負している。

西洋では、主に東洋の武術をmartial arts（武の芸術）と呼ぶ。意拳という武の芸術と呼ぶに相応しい〝氣の武術〟から生まれた尤氏長寿養生功の空勁は、まさに芸術といえるだろう。そしてそれは、会得するのに膨大な時間を要する体技である。勁を習得するだけなら、我々の基準ではそんなに難しいことではない。さらにその上にあるのが空勁なのである。

勁は瞑想をしなくてもできるが、空勁は身体が氣を感じるところまで経絡の流れを整え、氣に敏感な身体を作らねばならない。そこに至るには、武術家のような苦行と禅僧のような修行の両方が必要で、まさに芸術と向き合う真剣な態度が求められる。

我々は武術家であり、禅僧であり、芸術家でもある。そして能楽師や茶道家とも共通する内容を持っている。自己究明と救済、東洋哲学の実践にまで迫る内容を包括するのが尤氏長寿養生功である。

耳や頭で知識を詰め込むよりも、実際に体感してみることが、より手っ取り早く理解できると思う。特に武術にそうであろう。尤氏長寿養生功ほど難解な武術氣功はない。

太田氣功道場では、講習会で初対面の参加者には、とにかく勁・空勁を体感させることにしている。まず勁・空勁を打たれて、経験することが大事である。私も勁・空勁を打たれた時の感覚を、今でも忘れることができない。それほどに衝撃的な出来事であった。

衝撃的な出来事は、ずっと尾を引き、人生を変えることになる場合も多い。私は一人でも多

目力による空勁（衆敵）

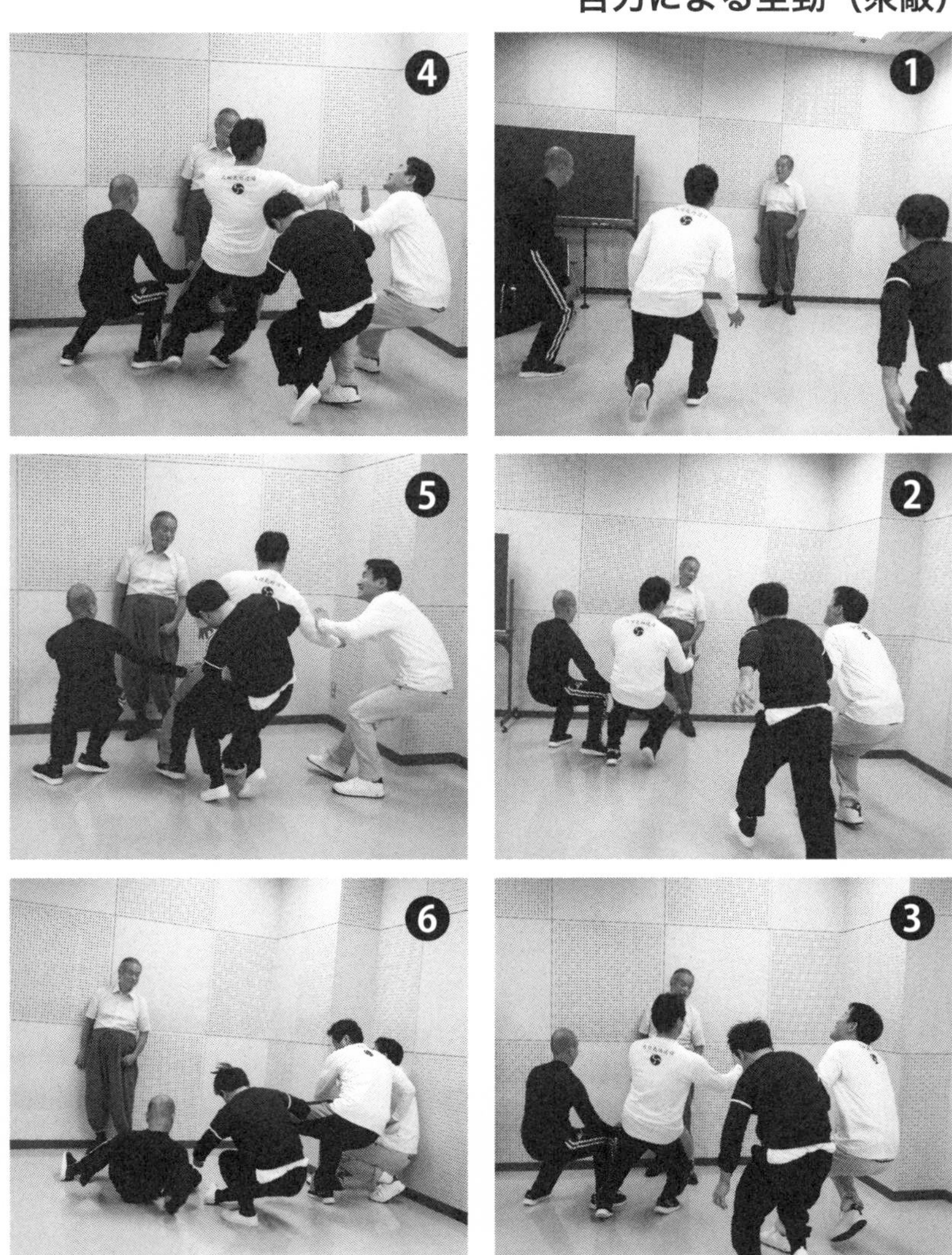

初めて講習会に参加した人にも、空勁を体験してもらう。多人数を相手に、触れずに目力だけでコントロールする。

くの人に尤氏長寿養生功の勁・空勁の体感をしてほしいと思っている。氣功の氣を体感することは、脳神経の活性化をもたらし、眠っていた潜在的な能力を目覚めさせて、新たな人生を歩み始めるキッカケとなるかもしれない。今までに、結構な数の人が潜在能力に目覚めて、新しい人生を歩んでいる。

一度きりの人生では、二度目の自分の能力を発揮して歩むことは奇跡に近い。尤氏長寿養生功はそのことを可能にする。それは私が今まで氣の交流をしてきて、何度も経験していることなのだ。だから講習会では、参加者の中に潜在能力が開花する者が現れることを念頭に置いて、私は全力を傾けて勁・空勁で参加者を投げ飛ばしたり、コントロールしたりしているのである。

願望と行動

もともと私は、尤氏長寿養生功を教授する、いわゆる師範になりたくて師母の道場に入門したわけではない。その内容があまりにもユニークで珍しく、私の興味をそそるものだったのだ。これを習得したいと思って毎日通ううちに、いつの間にか、かけがえのないものになっていた。

通氣（丹田に降りた氣を留めておく儀式）の後に日本のテレビ局に招待されたことがきっかけとなって、なんとなく教えることになってしまったのである。

しかし、私がこの世で最も尊敬する武術が尤氏長寿養生功である。どうせ教えるのならば、私が最高のワザと氣を身につけて教えたいという願望を持つようになった。それがきっかけとなって、世界各地で初対面の武術家やスポーツ選手と氣の交流をし、私の実力を見極めた後に日本に道場を開いたのであった。

道場を開いた直後は、私がテレビに出て名が知られるようになっていたので、まるで昔の道場破りのように、私を試そうと道場に押しかけてくる、自称〝氣の使い手〟の無礼な輩が大勢いた。こちらも負けては尤老師と師母に申し訳がないと思い、完膚なきまで相手を投げ飛ばしたものであった。

中にはひやかしの者もいて、ある時、本気で対したら大ケガをすると思い、一応「受け身は取れますか？」と聞いた後に軽く人差し指で両肩を押したら、相手は空中に跳び上がって、後ろ向きに頭からコンクリートの床に着地して、一瞬、呂律が回らなくなってしまった。この時ばかりは、さすがの私も顔が引きつり、青ざめて、額から冷や汗が流れ落ちた。そして、なぜ尤老師が初対面の人に勁・空勁を試さないのか理解できたものであった。大変に危険であり、場合によっては命に関わるかもしれないのである。

王向斉老師の時代は戦前の殺伐とした時代でもあったため、練習は真剣で、大ケガをする弟子がたくさん出た。そのため尤老師が、王向斉老師に「もう少し手加減しないと弟子がいなくなってしまうので、氣をつけてください」と進言したというのである。

養生法としての尤氏長寿養生功が初対面の人に大ケガをさせてしまったら、養生功ではなくなってしまう。その一件以来、ケガさせないよう充分に気をつけ、受け身を訓練してから勁・空勁を試すことにしている。

私が武術・武道に求めていたものは「究極の世界」である。ワザを極め、瞑想を極め、武道の哲学を極めて宇宙の真理にまで到達する。これを私が生まれて死ぬまでの間に成就できれば、以って瞑すべしという気概であった。

武術の究極とは「触らずに相手を制する」ことである。すなわち空勁であろう。瞑想の究極とは、すなわち「瞑想をしていても、相手が氣を感じるほどに氣を高める」ことであろう。武術・武道の哲学の究極とは「殺人のワザから活人のワザに転換して、絶対平和の世界を目指す」ことであろう。そしてそれは、宇宙のエネルギーと我々の作り上げた氣が融合して、氣、エネルギーの正体を解明することである。

今述べた全てのことは、尤氏長寿養生功を訓練することによって完成することができると、私は絶対の確信をもって言える。

何か願望を現実化しようとするには、行動しなければならない。ただ思うだけでは現実化しない。ましてや、ウソと虚偽でその自分の願望を現実化することなど、もちろんできない。血のにじむような訓練と、初対面者との真剣なやり取りで自分のワザを試さないと、自分のワザを磨くことなどできない。自分の身に危険が伴うこともあるが、後悔はない。

動のエネルギーと静のエネルギーで心身革命

言うまでもないことだが、身体を変えなければ、身体の中身である心、精神を変えることはできない。尤氏長寿養生功の根幹を成す修行の大半は瞑想であった。

つまり意拳の「意」の部分である「意念」を徹底的に鍛えることであった。立っては瞑想、座っては瞑想、筋力の鍛錬はブッ倒れるまで、動けなくなるまでやる。瞑想する時には、もうこれ以上静かになれないところまで静かになる。明鏡止水の境地である。微動だにしない。自分の心臓の音が聞こえるような静けさを経験する。

動と静の極を経験する。これは経験から導かれた私見であるが、氣のエネルギーの量は、動と静の差が大きくなるのに比例して大きくなる。ゼロを基点としてのプラスとマイナスの振幅の大きさ、動と静のエネルギーの差で氣の量が決定する。

普通の武術はプラス方向の訓練のみである。例えば、一般レベルの剣道はプラスのみで、師範より上の極まで行くと瞑想の世界へ参入する。つまり動けなくなるまで運動して、それ以上静かにできないところまで行って、全く動きのない静けさを経験する。

躍動と静寂の差が、プラスとマイナスの電気のように氣を生むのである。私は長年の修行の間の観察と実験で、このことに確信を得ている。

実験と観察を繰り返すこの氣功の修行は、まさに科学である。身体革命と精神革命の両方を一度に成す尤氏長寿養生功は、心身革命の手段となるのである。

我々、尤氏長寿養生功の修練は、「動」と「静」の二つに大別される。動はジャンプと站椿、静は站椿と座禅である。例えば水力発電では、水の落差で電気の量が決まるように、身体の氣エネルギーを大きくするためには、動と静の落差を大きくする必要がある。

まず「動」の修練では、站椿は膝を十分に曲げて、床につきそうなくらい低くして、滝のよ

ジャンプ（跳躍功）

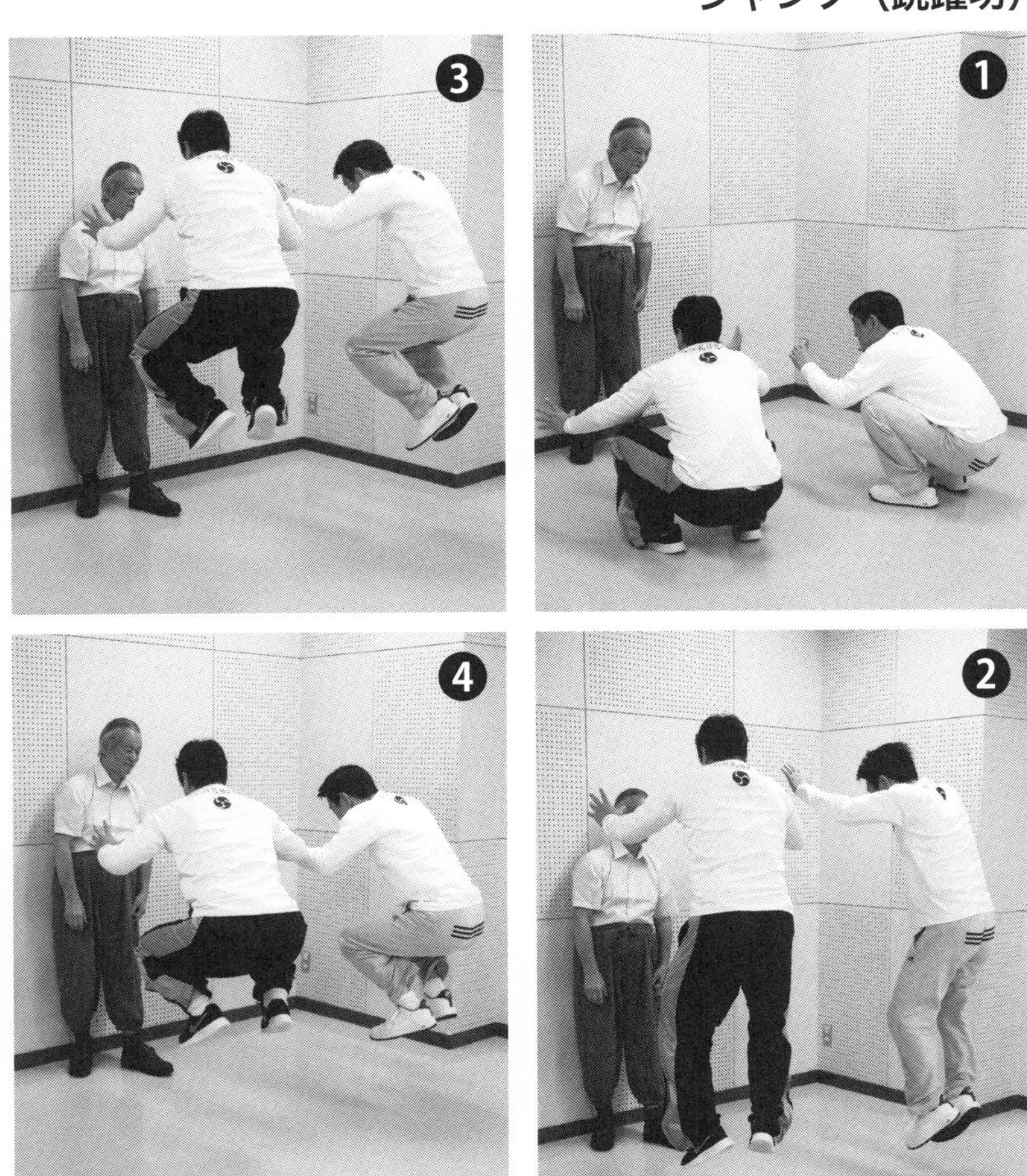

氣の交流によってジャンプを繰り返す非常にハードな練功法で、強靭な下肢を養い、上虚下実の身体を作り上げる。

うに汗を流してジッと立つ。ジャンプは床に足の裏を叩きつけて、跳べなくなるまで延々と続ける。

「静」の修練では、站樁は低く立ち、筋肉が少々痛くなっても、心の動揺を静め、呼吸に集中して静かに立ち続ける。脚は震え、ゲップとオナラが出るが、気にせずに静寂を保つ。座禅は站樁に比べて汗はかかない。気持ちの安らぐ時である。また呼吸に集中する。站樁と座禅を長く続けると、突然特殊なモーメントが来て、神秘体験をする。これを体験すると、あとは上達が早くなる。

両極端となる動のエネルギーと静のエネルギー、その差が大きければ大きいほど、氣のエネルギーは大きくなる。ジャンプは跳べなくなるまで、座禅はこれ以上静かにできないというところまで、ひたすら繰り返すのである。今現在の太田氣功道場での動と静の訓練は、私が当時、師母から受けた訓練に、私が新たに開発した技を加味して最大・最強・最重の氣を修練している。

緊張とリラックス

緊張すると、ろくなことがない。武術の訓練、人前での演武などで、多くの人は緊張する。チカラ強さを表現しようとして、顔を怖そうに見せる者もいるのだが、顔の筋肉を硬ばらせると、ますます緊張してしまうということを知らぬようだ。

尤氏長寿養生功の修練の後に気づくのは、リラックスしたほうがもっと自分の能力を発揮できるということである。特に顔の筋肉をリラックスして微笑むと、全身のチカラが抜けるようである。私の妻はいつも私に「何、笑っているの？」と聞いていた。実は笑っていたのではない。微笑んで、無意識にリラックスしていたのであった。

師母はいつでも、どこでも微笑んでいた。長年にわたる訓練で体得していたに違いない。私も練習の時や、みんなとの冗談のやりとりなどの面白い情景を思い出しては微笑んでいるのだが、微笑むことによって、いつでもどこでも、氣を最大限に発して勁・空勁を使える状態にしているのであろう。

ただし、終始ニヤニヤしていると怪しい男と思われてしまいそうなので、人前ではなるべく控えるようにしている。その分、誰もいないところで大笑いをして、笑いを爆発させているのである。

「放鬆（ファンソン）」とは、リラックス、緩める、という意味である。放鬆は氣功の初歩であり、極意であり、最終目標である。私がトラウマを解決できたのは、放鬆の末、通氣になって、ついに心の固い殻が破れて、本来の心が現れたからである。その心は自由闊達で、素直で赤子のように柔らかく、愛すべきものであった。幼少時、母親からの虐待から生じていた女性への怒りは消え、愛することができるようになった。

心の扉は、放鬆すると自然に開くようになっている。私はこの放鬆のテクニックをたくさん知っている。私の氣功修行は厳しく長い五里霧中の旅のようなものだったが、今では私が解明困難な様々なことを日本語で説明し、様々な新しいテクニックを開発したため、上達の期間は短くなっている。6カ月前に入会した者は、すでに上級者のクラスで指導員と一緒に訓練をしている。私には信じられない速さだ。指導員もビックリしている。師母はいつも「放鬆、放鬆」と言っていた。

師母はいつもいつでも笑っていた。私も日本に帰国して以来、いつも笑っている。練習の際には、道場生の氣の反応に腹を抱えて笑ってしまう。

こんなことがあった。師母との訓練で氣を感じる頂点に達し、ジャンプができなくなって、笑い始めたのであった。笑いが止まらない。止めようとしても止まらない。至福感があった。脳内ホルモンの放出がピークに達したらしい。躁状態であった。道場にいた全員は、私に何が起きたかわからない。

私には、氣功の修練の極に達した時にこうなることがわかっていた。そうなる前に兆候があったからだ。師母が目を閉じるだけで、身体が反応するようになっていた。師母が瞑想すると、遠く離れた私は急に脚を引っ張られて8の字ダンスをするのであった。氣の訓練で脳が刺激されて活性化し、氣の波動が伝わって、師母の笑いの氣が私に伝達してしまう仕組みなのである。

我々の道場では、この高いレベルの状態を、私が開発した新しいテクニックで再現しようとしている。

相反するエネルギーが生むスーパーテクニック

勁・空勁の際、相手を吹き飛ばすほどの氣の力を作るには、リラックスと緊張が必要である。野球のバッターを見てほしい。ホームランを打つ前はジッと構えて動かない。そして極限まで体の力を抜く。体を緩める。好きな球が来た瞬間、体の筋肉を一気に爆発させる。軸足の最大の筋力を体、腕、手首、指に伝えて連動させて、バットまで全ての力を集約させるのだ。そして、ホームランが生まれる。

相撲も同じことである。相撲は意拳と同じ原理を使う。最大の力で押すのである。何があっても、前に出る。立ち合い前の力士を見てもらいたい。見てわかるように、なるべくリラックスして体はフニャフニャである。そして立ち合いの瞬間、一気に相手にブチかますのである。力士の腹は食事と訓練で大きくなって、重心は下がりに下がっている。相手を浮き上がらせるためである。勁・空勁のワザをそのまま伝えている我が尤氏長寿養生功では、これらと同じ原理で、勁・空勁をかける直前まで、体はフニャフニャでリラックスを保っている。そして相手と接触する瞬間は、筋肉の力を接触する個所に集約させて相手を吹き飛ばすのである。もちろん、その後はリラックスして、氣を最大規模に出して相手をコントロールする。

しかし「言うは易し、行うは難し」である。最初のうちは失敗の連続であった。トライアンドエラーの毎日で技術を磨いたものだ。相手の頭が鼻に当たって鼻血を出した時もある。一朝一夕にはいかないものだ。

野球や相撲に限らず、他のスポーツにも同じ原理が通用するはずである。このリラックスと緊張は相反するエネルギーを上手く使い分け、ミックスして人間の持つ可能性を最大限に発揮するということである。

動の極のジャンプと静の極の瞑想を人間の身体と精神に取り込んで、氣を蓄えて人間の能力を最大限に発揮するのであるから、応用できるのは武術の範囲内に留まらない。あらゆる分野に応用できる。未来のスーパーテクニックだ。この原理をわかった者だけが、この未来のスーパーテクニックを共有できるのである。

変性意識と氣

スポーツにおいて、ある瞬間、何も考えず、身体が勝手に動いて、今まで体験したことのないようなパフォーマンスを発揮するような変性意識状態を「ゾーン」と呼んでいる。スポーツ心理学でかなり研究されているが、本来「ゾーン」はスポーツに限ったものではなく、あらゆる分野に存在する。

通常、集中するときは緊張するものだが、「ゾーン」に入るとリラックスしていても最高のパフォーマンスを達成する。尤氏長寿養生では、この「ゾーン」をいつでも体験できるように練習するものである。「ゾーン」を体験するにはリラックスしなければならない。緊張すると筋肉は硬直する。硬直した筋肉はスピードが鈍り、本来の力を発揮できない。

我々尤氏長寿養生功で行うジャンプは、リラックスしなければ上手くできない。私が道場生を投げる時、私は力を使わない。指や手に力が入ると上手くいかない。リラックスして、力をできるだけ抜く。静のエネルギーでそのエネルギーを相手に伝えるのである。言うは易しいが、やってみると上手くいかない。これを可能にするには、深い瞑想によってリラックスすることを学ぶ必要がある。動と静のエネルギーを使い分けて、どの瞬間に力を抜いて、どの瞬間に力を入れるのかを学ぶのである。

現在の太田氣功道場では、「ゾーン」をいつでも体験できるように、毎回の修練で瞑想とジャンプと站樁でリラックスと緊張を学び、いざという時に使えるよう、備えるのだ。いわゆる達人、名人の域の意識状態と変性意識状態を経験するものである。

氣功習得の秘訣は、一言で言えば「殻を破ること」である。心を閉ざして、自分で作った壁を崩すことである。

道場生がジャンプする回数を数えるとき、「10回できればそれで良い」と自分で自分の限界を作っている。しかし私が「もう1回」と言うと、もう1回できる。もう1回、もう1回、もう1回……と繰り返すと、15回までできている。

これは何を意味するか。限界はあると自分では思っているが、実は限界はない。自分で自分に言い聞かせている産物なのだ。実体のないものに規制されている。幻想に過ぎない。あると思えばある。ないと思えばない。まるで禅問答であるが、そういうものである。

自分に限界はない。だからオリンピックの記録は更新される。限界を破る。最終的には氣力の問題、つまり「氣」である。人間の敵は人間、己の敵は己自身。敵を破らねば、その先の世界を見ることはできない。

日本語でいうメンタルは、本来は英語のmentality（メンタリティ）が正しいはずである。メンタリティでは長すぎるから、簡単にメンタルと和製英語になったものと思われる。メンタルはメンタリティの形容詞だ。いずれにしても、精神面のことをいっている。

スポーツや武術などでは、最終的にはメンタル（精神面）の強いほうが勝ちを収めるといわれている。私が師母から教えを受けていた時には、ジャンプを相当数やってぶっ倒されそうになった時点で「あと1回だけジャンプ」と言われると、たった一人の日本人である私には「ハイもうできません」などとは言えず、「なにくそ」と、もう1回どころか、2回、3回できていた。

このことから気づいたことがある。「肉体には限界があるが、精神、メンタルに限界はない」ということである。心が「やめた！」と言わない限り、やめたことにはならない。特に技量が伯仲している時などは、メンタル、精神力がより大事になる。

私は現在、歩行が困難にはなっているが、椅子に座って、講習会の初参加者に勁・空勁を行っている。このことは、たとえ五体満足でなくても、氣が充実していれば、勁・空勁はどんな状況でもできるという証明になる。力と技術を超えるものが氣であり、精神、氣、メンタル、心であることが、これでわかるだろう。

もう一つ、師母は「練習では120パーセント氣を出せ。実際に使う時には7割8割で良い」と言っていた。私は訓練でも実践でも120パーセントである。

瞑想と運動

瞑想を続けると、脳神経の神経伝達物質が多量に出始めて、様々な健康に良い結果が出ることになる。運動すると、同様に内臓や骨からホルモンが多量に出て、健康になる。ひいては長寿になる。最近では、最新の西洋医学と古代の東洋医学が融合して、新しい統合医療の体系ができている。

医療技術の習得に終わりはない。絶えず学びの毎日である。私自身、サンフランシスコの鍼灸学校で東洋医学を学び始めた頃、師母の下で尤氏長寿養生功を習い始めた頃と現在とでは雲泥の差がある。

習い始めた頃の私は、武道を長年やってきたにもかかわらず、道場生のケガすらまともに治すことはできなかった。だが今では、患者の身体を眺めただけで、問題の患部がどこにあるか、どのように治療すれば良いかがわかるようになった。

長年にわたる修練が、奇跡的なチカラを我々にもたらす。そんなチカラは、一朝一夕にはつけられない。毎日の瞑想と運動が、薄紙を一枚ずつ重ねていくように、身体と内面の氣のエネルギーを積み重ねていく。そうして長年修練した後に、いつの間にか身についているものなのだ。この30年間の修練と尤氏長寿養生功の教授をして、「この道に間違いはない！」と確信を持った。

好きになったものを徹底的に深め、段階を上げて、最高の師匠と出会ってさらなる修練を死にものぐるいで続けると、飛躍的なワザの上達を経験することになる。決して到達できないであろうと思っていたワザが、今では難なくできるようになっている。

あまりの辛さに何度もやめようと思ったが、やめないで良かった。気が狂ったように訓練して、周りからは「おかしくなった」と思われた時もある。今となっては感慨深い。「一念岩をも通す」という諺があるように、一つのことに集中して修練すれば、いつか花が開く時は来るものである。「艱難（かんなん）の大なる後は幸福の恵みの花の大なるが咲く」。大本教の出口王仁三郎聖師の金言、私の大好きな言葉である。

第2章

「躍動」——尤氏長寿養生功の修練法

氣功で養う筋肉

一般的な筋力トレーニングでは、筋繊維が太くなって、あたかも鉄骨、鉄板のように筋骨隆々になると思われる。だが面白いことに、尤氏長寿養生功の基礎訓練で培われる筋肉は、真綿のような柔らかさと鉄のような硬さがミックスされている。

実はこれが「秘中の秘」なのである。勁を用いる時は、脳の神経と筋肉が直結して、筋肉が鉄のようにパンパンに膨らみ、そのチカラを手に伝達することで勁が完成する。しかし、その前後の筋肉は真綿のように柔らかいものである。

站樁功（たんとうこう）とジャンプによって鋼鉄のような強い筋肉を作り、座禅で神経をリラックスさせることによって、真綿のような筋肉も作るのだ。指導者がその感覚を持つレベルまで修行して、初めてこの理論を口にすることができる。

私は師母との一対一の修練によって、このような筋肉を作り上げたのである。だから、この「秘中の秘」を開示することについて、何の怖れも、ためらいもない。私が習得した全てのものを後進に伝えて、この日本に長寿養生功のタネを蒔き、芽吹かせ、大木に成長させたいという一

亀の型

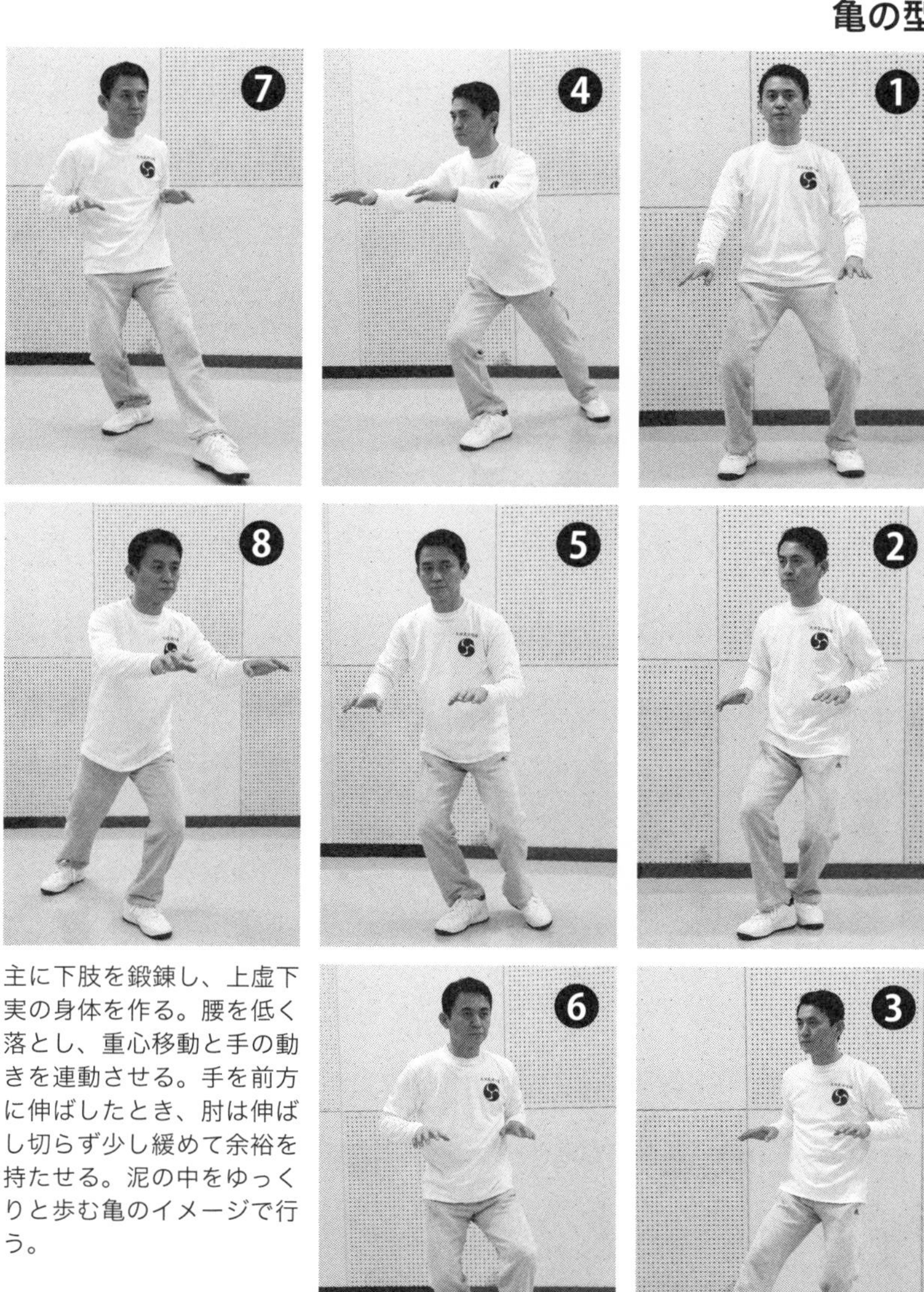

主に下肢を鍛錬し、上虚下実の身体を作る。腰を低く落とし、重心移動と手の動きを連動させる。手を前方に伸ばしたとき、肘は伸ばし切らず少し緩めて余裕を持たせる。泥の中をゆっくりと歩む亀のイメージで行う。

鷲の型

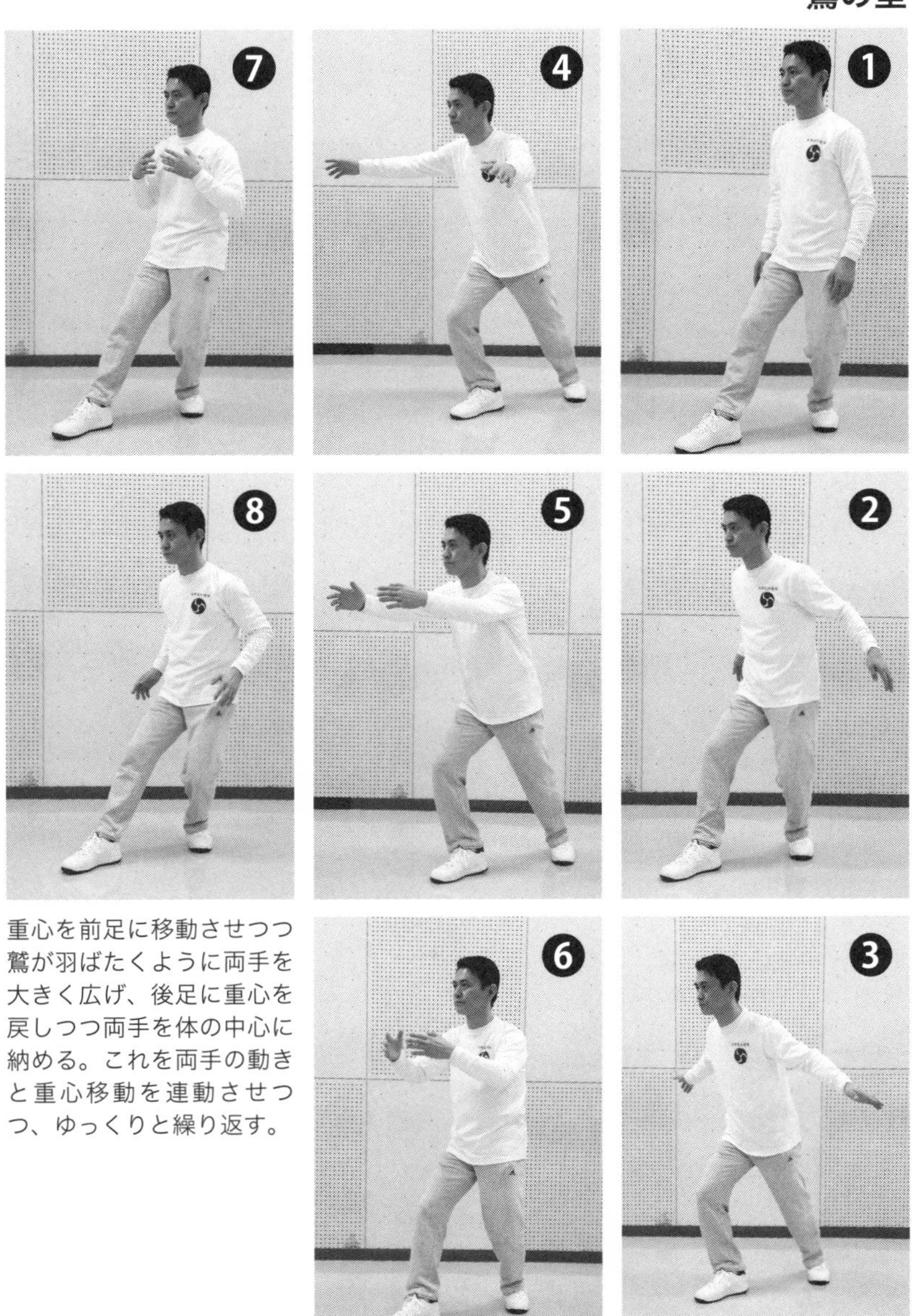

重心を前足に移動させつつ鷲が羽ばたくように両手を大きく広げ、後足に重心を戻しつつ両手を体の中心に納める。これを両手の動きと重心移動を連動させつつ、ゆっくりと繰り返す。

心なのである。

このような筋肉を作るためのトレーニングの一つがジャンプ（跳躍功）である。私の修行時代の跳躍功の回数を数えてみた。私が師母のもとで修練を重ねたのは25年ほどだが、その間に3年ほど大阪に道場を開いていたので、低く見積もって10年間の修行とした。

入門した時、道場には既に5人ほど先輩がいた。道場では、先輩たちの両肩を、相撲のテッポウのように力一杯押してはジャンプすることが日課だった。然る後に、師母との真剣なジャンプとなる。5人に対して1人100回ずつ、力と力の押し相撲で500回。師母と真剣に30回、1日2回練習していた。1日1060回、1週間で7420回、1カ月で2万9680回、1年で35万6160回、10年で356万1600回となる。

この数が多いか少ないかは、私にはわからない。ちなみに1回の練習時間は3時間半で、跳躍功に加えて立禅と座禅がそれぞれ1時間行われる。

ジャンプして、いわゆる太極拳でいうところの震脚をするわけなのだが、最初のジャンプはなかなかに難しい。両脚での連続してのジャンプは日常しない動作であるから、筋肉がついていないのですぐに疲れる。連続してのジャンプは1分くらいでもなかなかできない。だから、すぐに息が上がってやめてしまう。どんな筋肉質の武術家も長くはできない。

しかし慣れてくると、5分、10分、30分と、徐々にジャンプの時間は長くなり、息もあまり上がらなくなってくる。脚力がついて、スタミナがつくからだ。

この震脚は尤氏長寿養生功の最大の特徴である。站椿功と両脚でのジャンプは、尤氏長寿養生功の秘密といって良い。こんな極秘中の極秘を開示して良いのか?と思う人もいると思うが、站椿功もジャンプも、ただ立ったり、ただジャンプしているわけではないのである。どのように立っているのか、どのようにジャンプするのか、そこに口伝がある。実は一対一の師匠との直接の訓練が大事で、必要不可欠なのである。

長い時間、師母と一対一の訓練を受けた私は、一番濃密に口伝と体伝の両方を得たと言って良い。どのように立つか? 背骨の曲げ方、手指の形、足の重心のかけ方など、修正することがいくらでも出てくる。

ジャンプにしても、どれほど深く膝を曲げてジャンプするのか、初めは何もわからない。自己流でやれば、身体を壊して、ケガもする。であるから、長い時間を尤老師と過ごし一番口伝体伝を受けた師母は、私にとっての最高最良の師匠であった。

私は師母が高齢で、ご自身で「もうすぐ死んでしまうから、今、全て教えている」と言っていたので、ますます訓練に拍車をかけていたのである。ジャンプのし過ぎで膝が悲鳴を上げて、

一対一で行うジャンプ

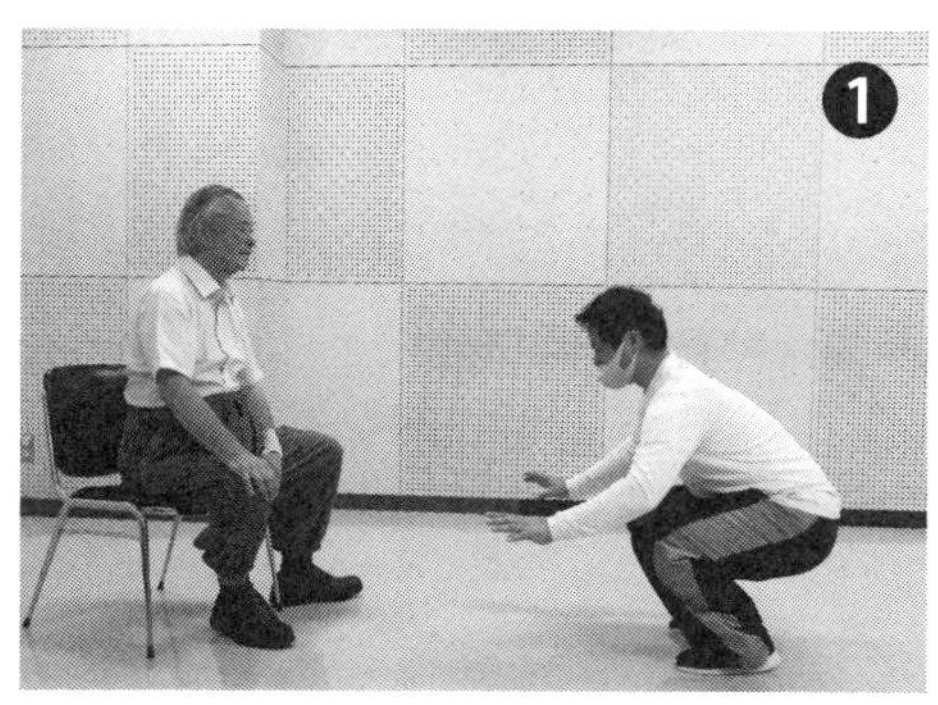

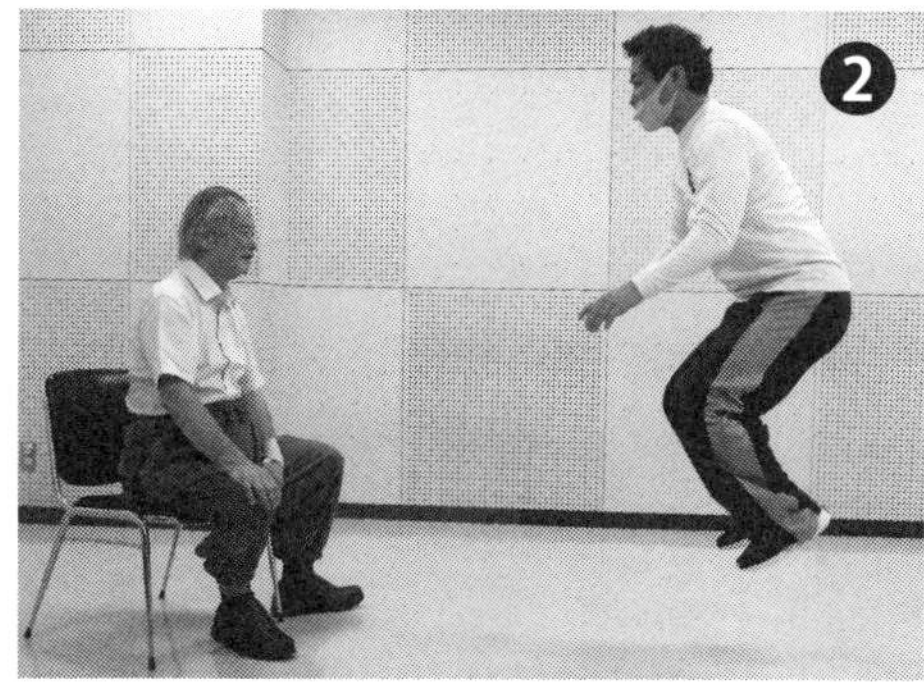

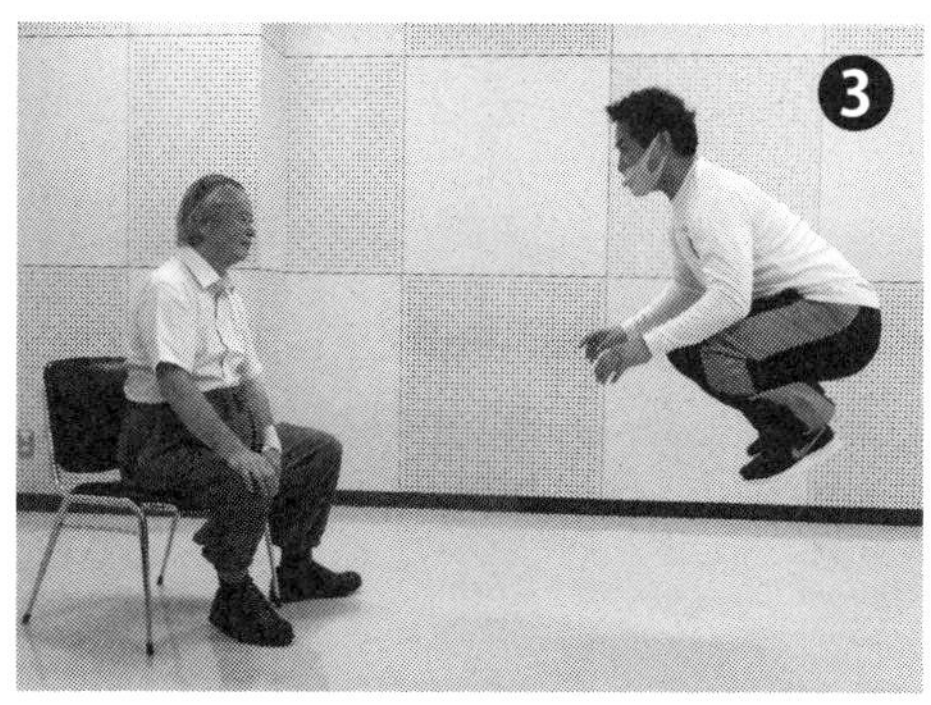

ジャンプ（跳躍功）は師との氣の交流によって行われる訓練法で、自身の氣をもって師に向かっていき、氣で押し返されることによってジャンプが発動する。

膝を曲げるとパキッパキッと音を立てて、歩くこともできないほど悪くなっていた。あまりに悪化して、どうしたものかと考え、近くの州立公園の中にある温泉に、1年間、毎週通って膝を温め、ようやく家の階段の昇り降りもできるようになったのである。

しかし、再びジャンプを始めたところ、また悪くなってしまった。今では、杖なしでは歩けないほどで、毎晩、皆が寝静まった頃に起き出して、リハビリの真っ最中である。

身体はボロボロだが、逆に、精神、氣はさらに重く、さらに強く、目の神（シェン）（目力）は遠くの者を射抜く勢いでレベルアップしている。肉体が削がれた分、氣や精神は、さらに研ぎ澄まされていくようであると認識できた。後悔はない。ハンディキャップを背負いながら、どこまで氣を拡大していけるのだろうという興味でいっぱいだ。

基礎訓練こそ極意

最新の医学では、骨も一つの臓器とみなされている。骨からはオステオカルシンと呼ばれる物質が放出され、ダイエットに有効で、健康と若さを保つ効果があることが知られている。このオステオカルシンの量を、自力で簡単に増やす方法がある。

ジャンプして、足裏全体を床につけて震脚すると、オステオカルシンは放出量が増えるという。尤氏長寿養生功の震脚は、まるでオステオカルシンを増やすためにあるようなものである。師母は90歳を超えた頃は50代か60代に見えた。何度か病氣になられたけども、重症にはならず生還した。白髪は一本もない。シワもなかった。若さを保っていたのだ。

私は20年にわたって、毎日ブッ倒れるまで震脚を行った。当時私の震脚は一番強く、超人的な脚力を誇った。体調と氣力体力は超常的なものであった。無論、一般の人がオステオカルシンを増やす方法はこんなにもハードな必要はない。つま先を立ててから踵を落とすだけの運動を毎日30回するだけで効果がある。毎日続けなければ効果はないが、やれば必ず良い結果が出る。

骨のオステオカルシンと同様に、筋肉からも神経伝達物質が出る。マイオカインというホルモンで、オステオカルシン同様に奇跡のホルモンである。筋肉が収縮する時にこのマイオカインが筋肉から放出されて、脳や他の臓器に運ばれて糖尿病に有効なのはわかっている。他にも基礎代謝を促進して、延命長寿にも効果が期待できるといわれている。

骨や筋肉を鍛える尤氏長寿養生功の訓練で、師母は100年を生き抜いた。こんな新しい医学の情報で、私はますます尤氏長寿養生功の健康延命長寿の効果を確認実感するのである。最新医学の情報は、尤氏長寿養生功に繋がりがあった。

尤氏長寿養生功の最大の秘密、極意は、長い年月かけて行う基礎訓練である。私の唯一の自慢はこれしかない。王向斉老師から秘技を受け継ぎ、尤氏長寿養生功を創立した尤老師から毎日教えを受けた欧陽敏師母のもとに20年間毎日通い、720万回のジャンプと4万4440時間に及ぶ基礎訓練と瞑想を敢行して、今の自分がある。基礎訓練の最中は何もわからず、ただ無我夢中の毎日であった。

師母はいつも「氣があることを疑うな！　氣を信じろ！　毎日訓練すれば、必ず、氣を使えるようになり、相手をコントロールできるようになる」と言っていた。私は師母の言葉を疑ったことはなかった。周りの先輩や同輩が、私が日本人であることを嫌い、露骨に敵意を表しても、「私の練習相手は彼等ではない。師母だけが私の練習相手だ」と自分に言い聞かせて訓練に励んだ。

脚はだんだん重くなる。どんなに重くなっても、どんなにこのジャンプで止めようと思っても、続けてジャンプした。これが自分の限界であると思うのは幻想であると、訓練するうちに自分で気づいたのである。

そういう訓練をしているうちに、休養でタヒチに行った時に開眼をしたのである。私の肩を叩いた人が後ろ向きに小走りに走って、仰向けに倒れてしまった。何事でもそうだろうが、信じることである。信を貫くところに道は開ける。

健全な身体には健全な心が宿る。逆もまた真なりで、健全な心に健全な身体が宿る。いずれにしても、まず最初に身体を作ることから始めねばならない。

見えない氣を養成して勁・空勁ができるようになるには、まず基礎を固めて身体を作らなければならない。身体ができる前にいくらワザを習っても、それは一時的なもので、一生ワザを続けることはできない。充分な氣が構築されていなければ、それ以上のレベルにはならないのである。

タヒチで開眼して、初めて訓練の繰り返しの意味を知った後は、一つ一つの訓練の意味が理解できたのであった。尤氏長寿養生功の極意は、毎日徹底的に基礎訓練することなのである。

一子相伝とは、勁・空勁のワザを習うことではない。寄り添うように師匠と生活を共にして、基礎訓練をコツコツと行うことであった。徹底的な基礎訓練があったからこそ、言葉もわからぬ南洋の島のタヒチでも認められて、以来、招待を受ける結果になった。

基礎を徹底的に行うことによって、何をしても応用が利くようになる。そして何より、誰よりも基礎訓練をした事実は私に自信を与えた。私には安心感がある。何ものにも代え難いのである。これ以外には方法、極意はない。

ワザより身体

どんなスポーツや武術・武道にも、技術がある。何十何百というワザを覚えて試合に臨むであろう。尤氏長寿養生功を学び、初めて会った人間にも確実に勁・空勁を掛けることができるようになった私は、こう理解している。

多くのワザを練習する必要はない。ワザは一つで良い。中国のことわざにもある。千のワザより一手のワザを身につけて磨きをかける。多くのワザを覚えるよりも、身体の基本の筋力をつける。バカな者は基本の身体を作るよりも勁・空勁を習いたがった。尤氏長寿養生功の極意真髄を理解していない。本末転倒である。

相手が自分より筋力が上の時には、中途半端なワザは通用しない。圧倒的な下半身を作り、そのチカラを上半身に伝える、私が世界各地で、どんなスポーツや武道をしている相手にも勁・空勁ができたのは、私が相手よりも強い下半身を作ったからである。

当時、ワザはたくさんは知らなかった。ワザより基本の身体を作る。重くて強い下半身があれば、不安もない。心、気迫はどんな相手をも凌駕する自信ができる。

もう一つ言っておかなければならないことがある。初心者の体内の氣は、身体前面の正中線上に位置する「膻中（だんちゅう）」というツボにある。膻中は正中線と両乳首のラインの交差する点のツボである。站樁と震脚によって氣を膻中から丹田（下丹田）に降ろすことが、尤氏長寿養生功の修行の目的である。

壇中から丹田に降ろすと簡単にいうが、壇中から丹田までの距離は短いけれども、私の経験からいうと、チョットやそっとでは氣は降りない。何年も何十年も時間がかかる。

丹田に降りた氣をその状態に留めておくことを、尤氏長寿養生功では「通氣（トンチー）」と呼んでいる。特別な儀式を師母から受けて、通氣になる。通氣となれば、体内の氣は下がるので、武術・武道で相手が投げようとしても、とても重くなっていて、投げることは難しくなる。

通氣の前から私は氣が大分下がっていた。私を快く思わない先輩同輩は、私を武術的に凹ませようと対決してきたのであった。しかし私は、通氣の前から通氣の先輩たちを投げ飛ばしていた。師母は通氣にもなっていない私が通氣の者を投げ飛ばすのを見て、先輩らに「通氣のくせに、だらしない」と怒っていた。

私は毎日2回練習に行っていたので、それだけ早く氣が充実して、先輩たちよりも重く大きくなっていたと思われる。私にはちょうど良い実験と氣の実践になるため、師母の目も気にせずに、喜んで先輩たちを思いきり投げ飛ばしていたのであった。

このように、尤氏長寿養生功を真面目に一生懸命に訓練すると、氣は重くなって武術・武道やスポーツに応用できるのである。

尤氏長寿養生功の基礎訓練は、日本の国技、相撲、柔道に応用できて、身体の小さい者でも身体の大きい者を制することを可能にする、というのが私の得た考えと結論である。ワザより身体を重んじ、特に下半身を徹底的に鍛えて武術スポーツの基本の身体を作る。最近では、体幹トレーニングといっている。

これが、尤氏長寿養生功の修行の意味であり、極意、真髄、そして秘密である。

観て、聴いて、訓練する生涯修行

師母はよく「何回も観ろ、聴け、訓練しろ」と言っていた。最晩年になって、尤氏長寿養生功のワザの伝承を毎日考えていたと思われる。私が適任者であったかどうかは知らないが、そのような状況にあって、道場内では熾烈な競争が日常茶飯事ではあった。特に中国人の道場生は、何か特別な秘術があって、それを師母が教えてくれるものと思っていたらしい。

私はそんなものはなく、毎日飽きもせずに師母との一対一のジャンプと毎回の站樁と瞑想を続けた。師母と氣で繋がることこそが、師母が唯一残してくれる、いわゆる「秘術」であると思っていた。だから競争しようなどという考えはなかった。毎日通い続けているだけで、すでに道場内では、私が筆頭の地位についていたのを知っていたからである。

毎日、観て、聴いて、練習していれば、その繰り返しの蓄積があり、蓄積されたエネルギーそのものが、後の自分が作ることのできる秘術となることを、他の道場生は気づいていなかった。私には修練の多大な蓄積があるので、現在の私が私の解釈した尤氏長寿養生功の新しい世界を開拓しても、本来の尤氏長寿養生功から遠く離れたものにはならない。核となるものを残し、太田氣功道場として、勁・空勁の本質を失うことなく伝承し、尤氏長寿養生功を教えることができるのである。

武術・武道に限らず、どんな分野でも、その道のエキスパートになるには、練習するしかなく、近道はない。特に尤氏長寿養生功の勁・空勁のワザはあらゆるものの最高峰に位置するものので、相手に触れることなく相手を投げ飛ばしてコントロールするという難しい技術である。

尤氏長寿養生功の正統な流れを汲む者は、毎回の揺るぎない練習の積み重ねが一番の近道であると心得て、練習に取り組まねばならない。私の経験では、毎日同じことを繰り返す中に、少しずつの変化があることに気づき、その変化の積み重ねが上達に繋がるのである。だから練習以外に上達の方法はない。師との訓練の1回1回を真剣勝負と心得る。自分が納得すれば勝ち、納得できなければ負けである。

「勝負は自分と対決すると覚悟を決めて訓練に励め！」というのが、私の道場生に対しての訓示となる。

武術・武道を若い時だけ修行して、それで修行を終える者もいるが、尤氏長寿養生功は歳を重ねるほどに大事になり、同時に修行がますます面白くなってくる。外家拳と呼ばれる突き蹴りを主体にする武術は、スピードがあって力の強い者が有利な、若者向けの武術である。だから歳をとった老人には、内家拳と呼ばれる、例えば太極拳のように氣を練るような武術が合っているだろう。

健康目的のゆったりした動きの中で、武術・武道を楽しむのである。特に尤氏長寿養生功は、訓練しているだけで自然に健康で長寿になる。王向斉老師の下に集まる弟子たちは、いつの間にか80歳を越えていた。このことから意拳の站樁の効果に気づいた尤老師が、医師の立場から意拳の站樁が長寿養生の手段となるように、目的を殺人から活人へと変えたのである。

私はそれに潜在能力の開発を加えたい。生涯修行して初めて気づくこともある。真理というものは若いうちには理解できないものであって、歳を重ねてわかることである。歳をとり、病氣やケガで身体が弱ってくる時こそ、尤氏長寿養生功がチカラを発揮する。若いうちは身体が丈夫なので、氣功の効果を実感できないのだ。

私も今では立ち居が不自由ではあるが、椅子に座って、道場生や講習会の参加者を勁・空勁で投げ飛ばしている。この事実からも、私が言っている武術・武道の「生涯修行」の意味がわかるであろう。

筋肉を鍛える意味

どんな人間の身体活動でも、目的を達成するための筋肉の養成が必要になる。これが武術やスポーツとなると、なおさらだ。一流のスポーツ選手は、毎日トレーニングを欠かさないだろう。氣の世界も同じである。氣のトレーニングは瞑想である。

では、筋肉と瞑想の接点は何であろうか。筋肉を鍛えると、筋肉細胞の中の筋紡錘という組織が人間の脳細胞と直結して、筋肉と脳の間の連絡をより活発にする。瞑想も脳を刺激して脳と筋肉の氣の流通をより活発にするのである。筋肉を鍛えるということは、実は脳を鍛えることであった。

私が、あるテレビの番組でお会いした格闘家の船木誠勝さんは、格闘の最終トレーニングは瞑想ではないかと言っていたが、それもこのことを意味しているのではないか。野球でもサッカーでも超一流の選手はいずれそのことに気づいて、最終的には瞑想を行うはずであると私は思っている。

一流であればあるほど、筋肉鍛練と瞑想の関係に気づくはずである。氣功の勁・空勁のコツに戻ると、脳と筋紡錘を築き上げた身体は瞑想を必要とする。アメリカを離れる前に、私は師母から「これからは瞑想が必要だ」と言われていた。言われる前から、私は毎日朝晩1時間、すでに行っていたのである。

もう30年ほど経つであろうか。今でも毎日瞑想しているのである。瞑想して氣の準備、筋肉の準備はいつでもできている。いつでも臨戦状態である。練習や講習会の前に特別なことはしない。必要ないのである。

平常心とは、このようにいつでも臨戦状態になっていることで、何があっても慌てないようにする。地震や火事に備えて、災害が来ても慌てないことと同じではないかと私は思う。とにかく、筋肉を鍛える、鍛えないにかかわらず、瞑想することである。瞑想して損することはない。

筋肉は年齢を問わず鍛えることができる。たとえ100歳になっても鍛えることができる。筋肉は鍛えると硬くなると思われがちだが、我々の氣功の站樁とジャンプを長年経験すると、使う時は鋼のように硬く、使わない時は綿のように柔らかくなる。不思議な感覚である。緊張と弛緩、ハードとソフトの絶妙なバランスを獲得することができるのである。

リラックス時の筋肉には緊張がなく、とても柔らかい。力が必要な時は鉄のように硬くなる。鉄と綿が筋肉の中に両方とも存在するのである。太田氣功道場の指導員は、全員たったの1年半の間に脚の筋肉は驚くほど大きくなり、力を入れて筋肉を締めると鉄のように硬くなっている。

筋肉には速筋と遅筋の二つがあって、遅筋は赤色で持久力がある。速筋は白色で瞬発力がある。そして現在では、第三の筋肉があることがわかった。桃色筋肉という。ある運動をすると、ミトコンドリアが増えて桃色の細胞が増え、桃色筋肉ができる。この筋肉は体内の糖分を消費するため、糖尿病が改善され、血糖値が安定するという。

その、ある運動とはスロースクワットである。弾腿というスローな屈伸運動が尤氏長寿養生功にもあって、我々は盛んに行っている。

この桃色筋肉が発見されたのは、オランダであるという。東洋の古代の智慧は、西洋の現代医学によって医学的に解明されてきている。尤氏長寿養生功がヨーロッパに紹介される時には、オランダの医学研究所と共同で、その基礎訓練の医学的解明をしてみたい。

站椿功も、弾腿と同じ効果がある。驚くのは、何百年も前に中国武術においては実践されていたことである。さらなる医学的解明が待たれる。

体幹

最近のスポーツ選手のあいだでは体幹というコンセプトが理解され、一種の流行となっている。私が尤氏長寿養生功を始めた時は、師母は一切の説明もなく「立て！　動くな！　黙って立ってろ！」という感じで立たせて、後はいなくなってしまった。愛想もヘッタクレもない。今でこそ、立って行う立禅、すなわち站椿功が、実は武術の土台となる体幹を鍛える大切な基礎訓練であることは理解できる。しかし当時の私にはチンプンカンプンだった。リラックスしなくてはいけないことすら教えられない。だから初心者中の初心者だった私は、緊張して立つことしかできなかった。

1時間後、師母が戻り、手をポンポンと叩く。終わりの合図だ。站椿功が終わると私の身体はガチガチになっていて、そのままバッタリ仰向けに倒れてしまった。師母は「マッサー、マッサー」と繰り返す。「マッサージしろ」と言っているのだ。身体が緊張していては、1時間、黙って立っていることはできないものである。

膝を曲げられる限界のところまで姿勢を低くして、手の平を下に向けてただ立ち続ける。これでリラックスすると、手が幽霊の手のようにブランブランとなって、傍から見ると、おかしな光景となってしまう。しかし脚腰のトレーニングであるから上半身にはあまり注意せず、とにかく下半身に身体の荷重をできるだけかけて立っていると、次第に脚腰が鍛えられて、同時に上半身がリラックスしてくる。

古来、武術の修行の最初は掃除、洗濯、水汲みが当たり前であった。師匠の身の回りを助けて奉仕する意味もあったかもしれないが、実は体幹のトレーニングをさせてケガをしない頑健な身体を作ることが必要であった。土台がシッカリしていないと良い建築物が建たない道理である。

そして私は師母を毎日観察して、脚腰の鍛錬と瞑想しかしていないことに気づき始めた。毎日訓練する意味も納得した。それはまるで、和紙を一枚ずつペタペタと筋肉の上に貼っていくような作業である。これに対してスポーツ選手のバーベルなどを使った筋肉のトレーニングは、厚いダンボールの紙を貼る作業に似ている。ダンボールの紙は手でバリバリ剥がすことができるが、ぴったり貼り付いた和紙を剥がすことはできないだろう。

東洋の神秘的なトレーニングと西洋式のトレーニングの差は、薄い和紙と厚いダンボール紙との違いであると私は理解している。どちらが強靭な筋肉を作るか理解できるであろう。筋肉を鍛える方向性として、西洋式では逆三角形の身体を作り、女性の気をひく場合もあるが、歳をとっても使えるようなモノにはならない。一方、一枚ずつペタペタ貼り重ねた筋肉は衰えることなく、老人になっても使えるモノである。

体幹のトレーニングには様々な目的と方法があること、西洋式と東洋式には決定的な違いがあることを、まず理解せねばならない。

化勁と聴勁

中国の内家拳では、推手によって相手の技量を測り、また実際に勝敗を決することもある。意拳の王向斉老師は特に推手が得意で、様々な逸話が残っている。私が聞いた話では、互いに手首を合わせて押したり押し返したりした後に、王向斉老師が手を一閃させると、相手が空中を飛び、壁にぶち当たって、まるで潰れたハエのようにズルズルと壁を伝って、床にドスンと落ちてしまったという。これは、王向斉老師の弟子たちが目撃している。その中の一人が尤老師である。

尤老師もいろいろな逸話があり、私は師母からたくさんの逸話を聞いている。尤老師の場合、空勁のチカラで相手が吹っ飛んでしまう。にわかには信じられない話だが、私は尤氏長寿養生功の勁・空勁を学んだ後に検証してみて、これが事実であると確信している。氣を極限にまで高めると、自分でも信じることができない現象が起きる。

私自身、30年に及ぶ毎日の修行で普通では起こり得ない現象が起きているのだが、100年ほど前に訓練している老師たちは、私以上の才能をもって、私以上に努力精進しているのである。私が及ぶはずもない、私が見たこともないレベルの氣の現象を現すことができたと思うのである。おそらくは、受け身の取れないほどの勁・空勁で投げ飛ばされていたのだろう。弟子たちは骨折や大ケガで生傷が絶えなかったという。

太田氣功道場では、養生功といっても、この武術的な推手も盛んに行っている。相手の動きと、攻撃の瞬間の氣の動きを察知するのに有効だからである。手首からの相手の氣の動きを感覚で察知することを「聴勁」という。師母もよく私に推手の訓練を授けてくれたものである。私はいつも吹っ飛ばされた。

太極拳の推手には、手首の尺骨の骨頭と小指の中手骨の間の部分を接触させて押し合い、相手を跳ね飛ばすワザがある。傍目にはよくわからないが、やってみると非常に難しい。ただのチカラの押し合いではなく、足腰がよく練られて氣が充分に蓄えられていなければならない、非常に奥の深いものである。

もちろん意拳、尤氏長寿養生功にも同様のものがある。意拳の推手には単手と双手の2種類があり、これらは尤氏長寿養生功でも盛んに行われている。映画などでもよく見られる推手だが、相手の技量と実力が、これによって立ち所にわかってしまうものである。手首と肩の力を抜き、脚と腰のチカラを腕に伝えて、相手を跳ね飛ばす。言葉にすると、ただそれだけのことではある。しかし、そのレベルに至るまでに相当な修行の時間が必要である。

尤氏長寿養生功の推手では、単に押し勝つだけでなく、相手を空中に跳ね飛ばすことになる。とても人間ワザと思われぬほどの氣のチカラを体験することとなる。ある程度のチカラのついた道場生とは、私は盛んに推手を行う。今は以前に左手首の骨折修復手術をしたため手首を回転させられないので、片手の推手ではあるが、上級者ほど反応良く、空中へ吹っ飛んでしまう。講習会でも、氣を感じた者とは推手をして尤氏長寿養生功の氣のチカラを感じてもらっている。

推手は武術の奥義を伝える中国内家拳の精華である。本来は何年もの修行のあとに推手を行うものなのだが、今では、講習会で会った初心者にも推手を行っている。

専門的な話になってしまうが、推手をしている時に、相手が急に変化をつけて攻撃しようとする際に、こちらも相手の動きに対応して勁を変化させ、不意をついて相手を制する勁を「化勁」という。

楊氏太極拳を修めた師母は、よく私を化勁で投げ飛ばしたものである。私は良き稽古台、実験台であった。太極拳の推手は柔らかく、状況に応じて手首を変化させ、右へ左へと化勁を使って相手を投げ飛ばしたり、コントロールしたりする。

単推手（片手）

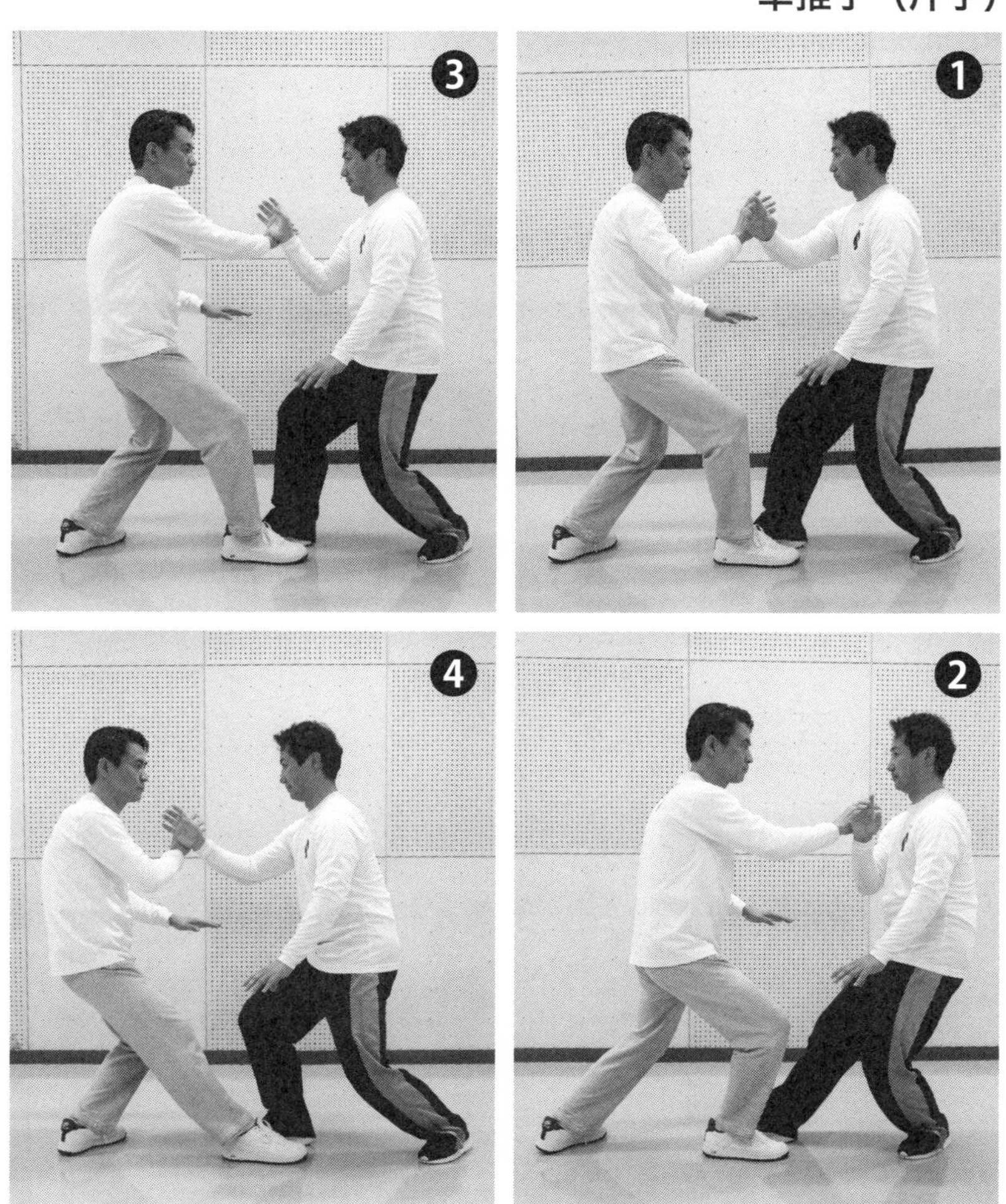

相手の氣の変化を読む「聴勁」を養うとともに、自身の氣を相手に伝える訓練を行う。

双推手（両手）

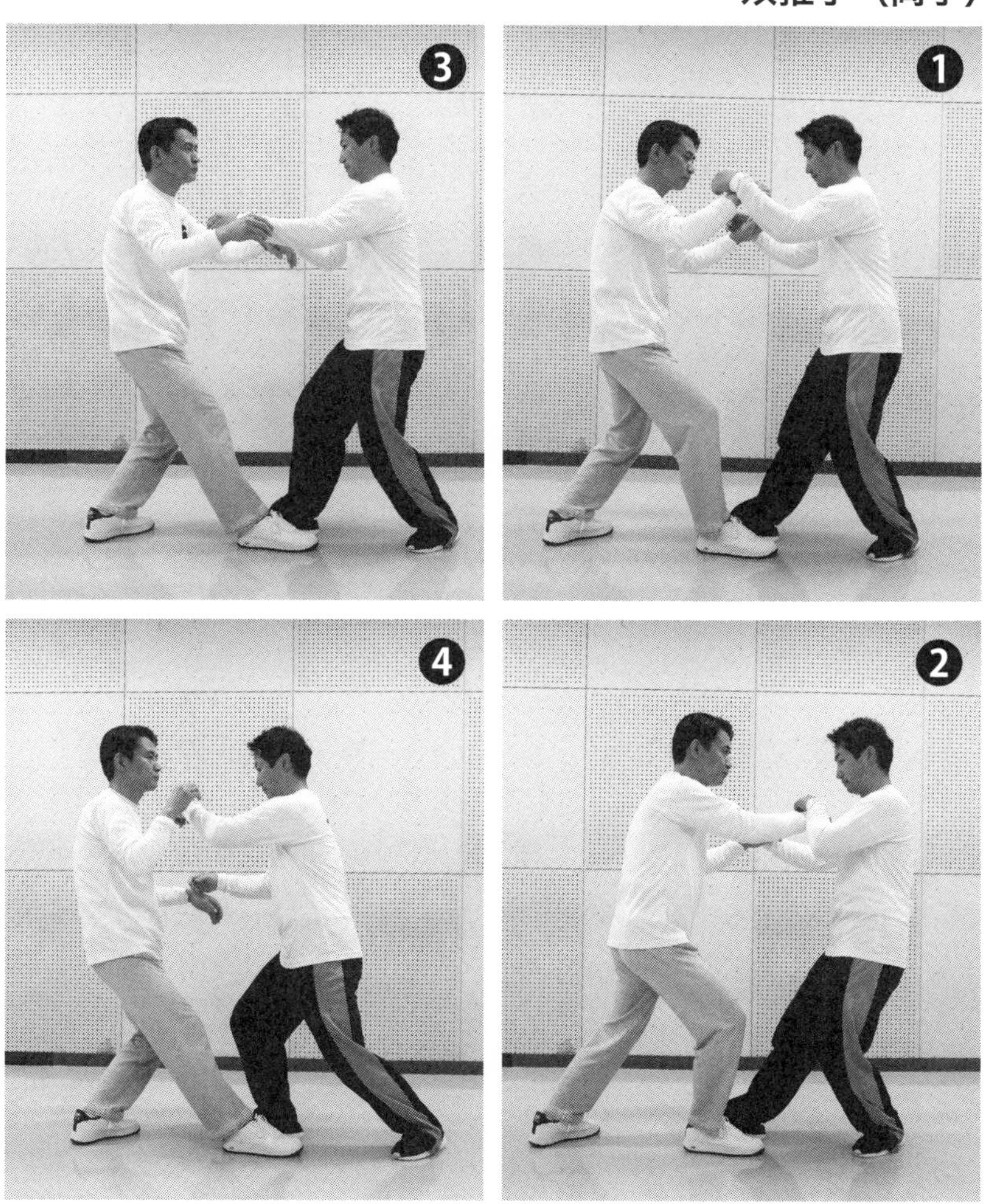

訓練の眼目は単推手と同じだが、双推手は氣の鍛練が一定のレベルに達した上級者のための練功法となっている。

日本では、太極拳士で化勁を使う人に出会ったことは一度もない。推手では、いつもこちらがコントロールする。化勁は太極拳が得意とするところだが、意拳でも化勁は使う。もっとも太極拳が勁を柔らかく使うのに対して、意拳の勁は太極拳に比べて直線的で、非常に武術的である。

尤氏長寿養生功の勁も意拳の影響を受けている勁であるから、時に骨折を伴うような氣の交流となる場合もある。そのため、充分な受け身を練習してもらってから推手をすることにしている。

太田氣功道場の講習会で私と氣の交流をする時には、初対面の参加者がほとんどで、慣れてない人が多く、急な動きをする時に私はこの化勁をもって参加者を投げ飛ばしたり、コントロールしたりしている。

また化勁を行うためには、聴勁が必要不可欠である。これはとても難しく、まず勁を完璧にできなければならない。相手と接触している場所に相手の氣を感じて、その感覚の中に、相手が放つ、攻撃しようとする微かな意志、意図を察知して相手に勁を打つ。もしくは、こちらに不利な時には化勁を用いて相手の勁の方向を変える。聴勁によって相手の動き、意志、意図を、接触した部分で聴くのである。

両手の開閉（横）

「氣感」を高めるための練功法。両手を強く擦り合わせて、両手の間に生まれた氣の感覚を育てる。両手を横方向にゆっくり離したり近づけたりする。

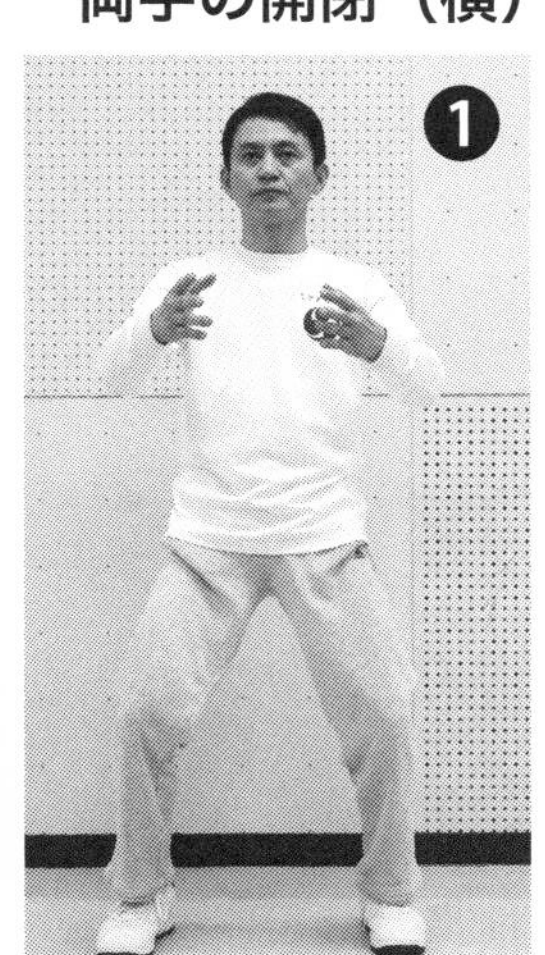
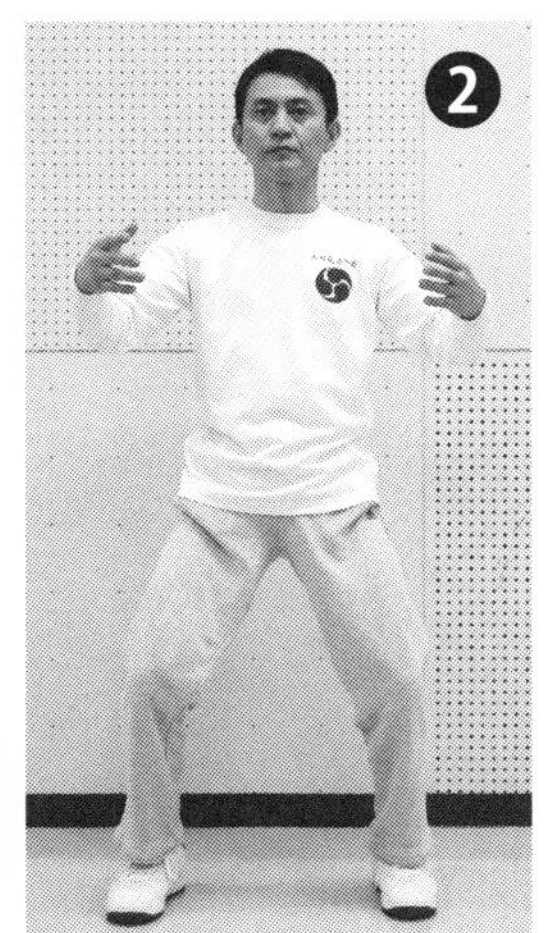
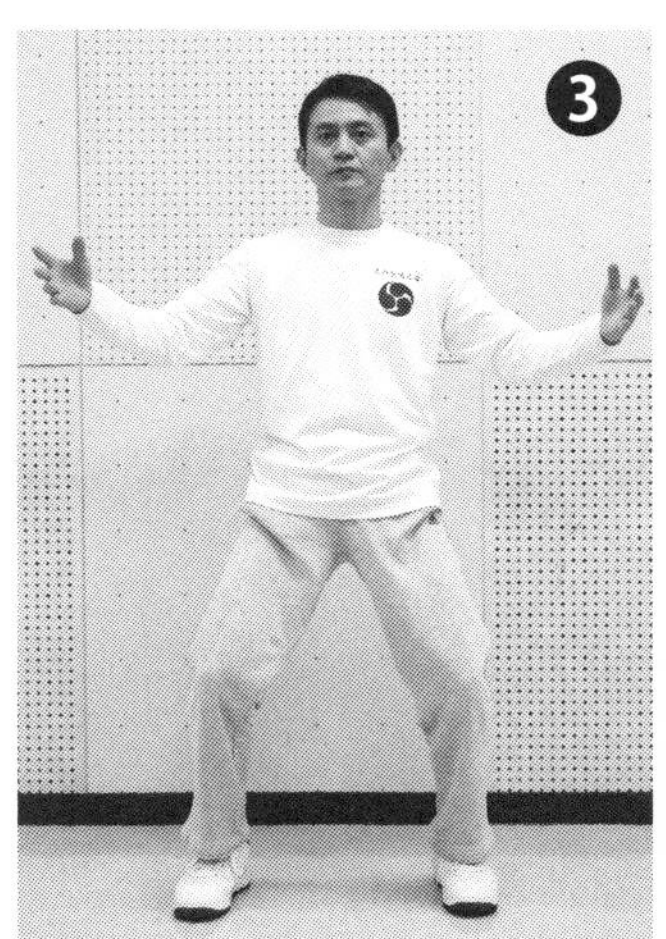
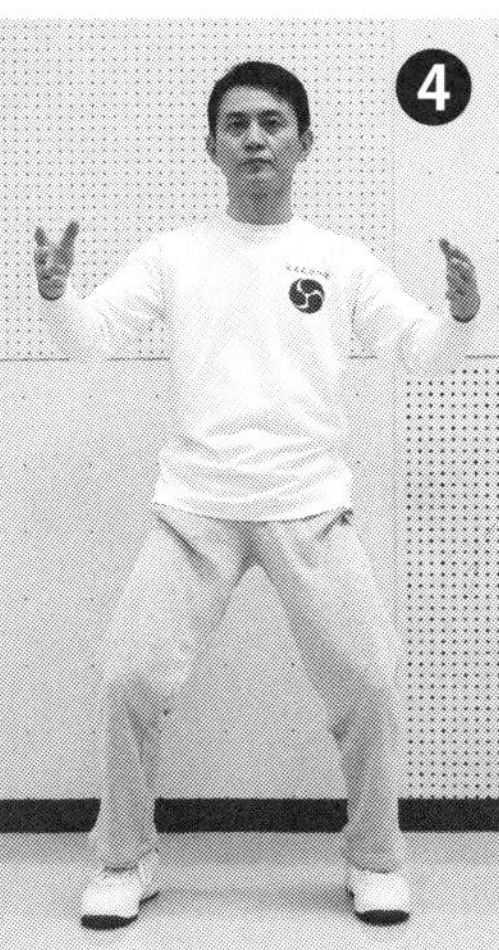
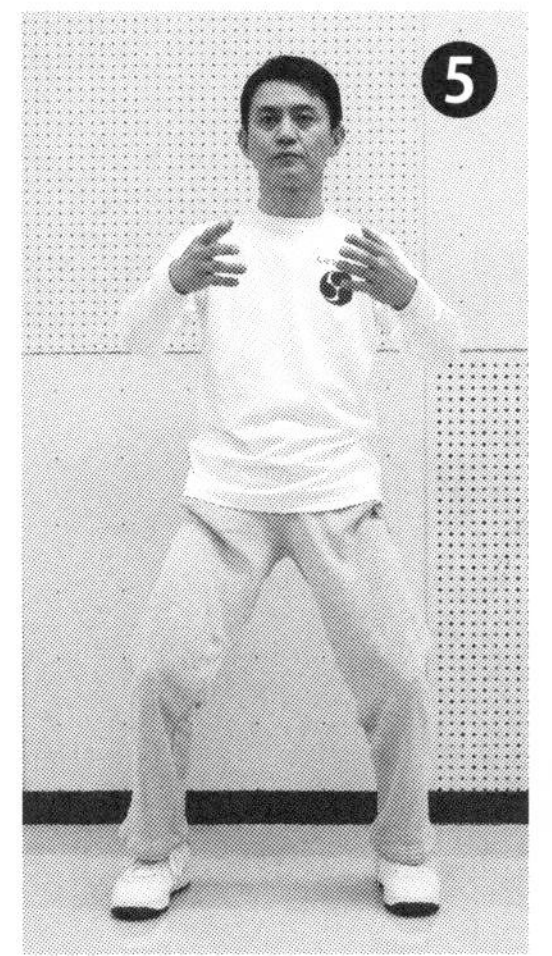

両手の開閉（斜め）

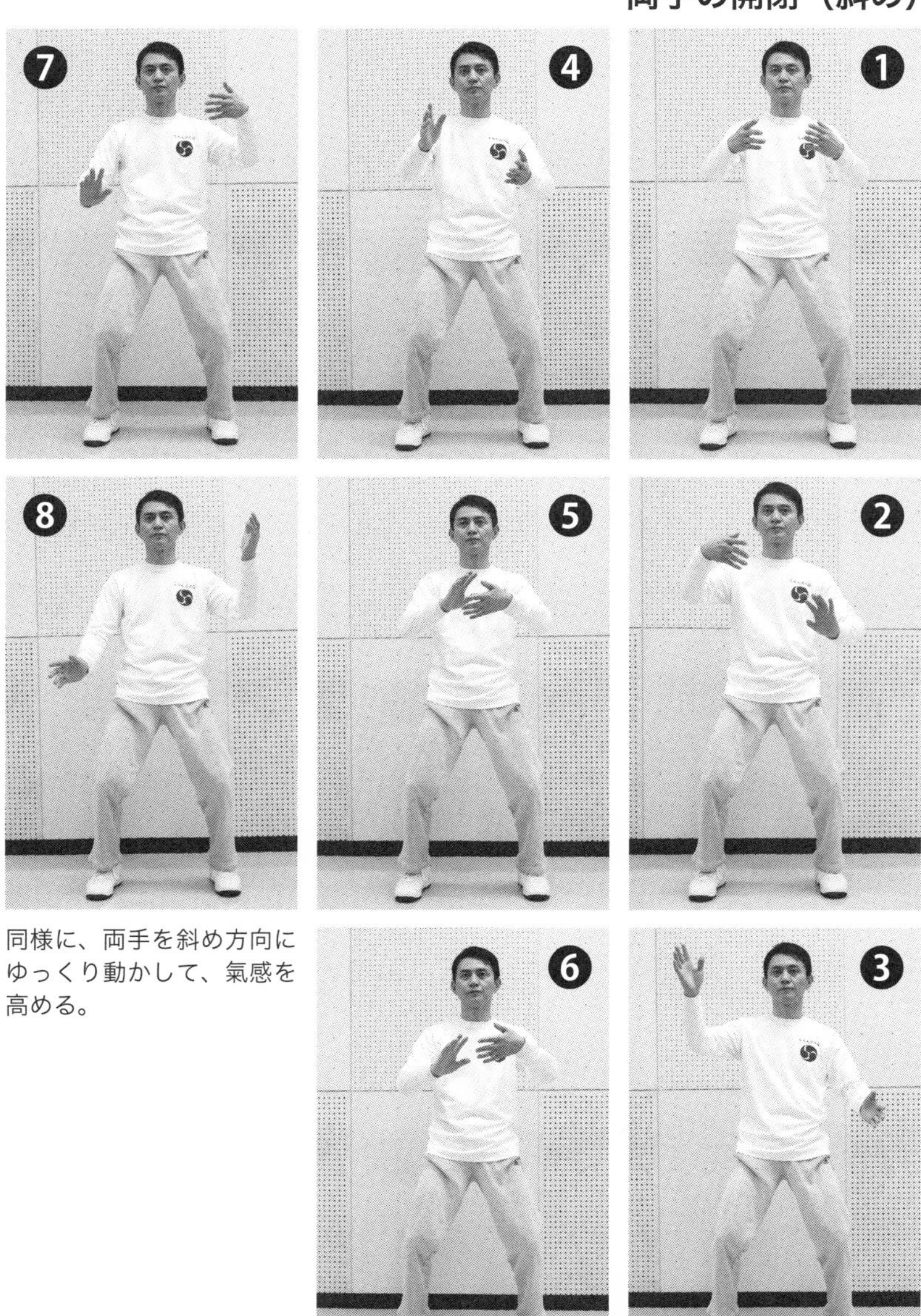

同様に、両手を斜め方向にゆっくり動かして、氣感を高める。

両手の開閉（回転）

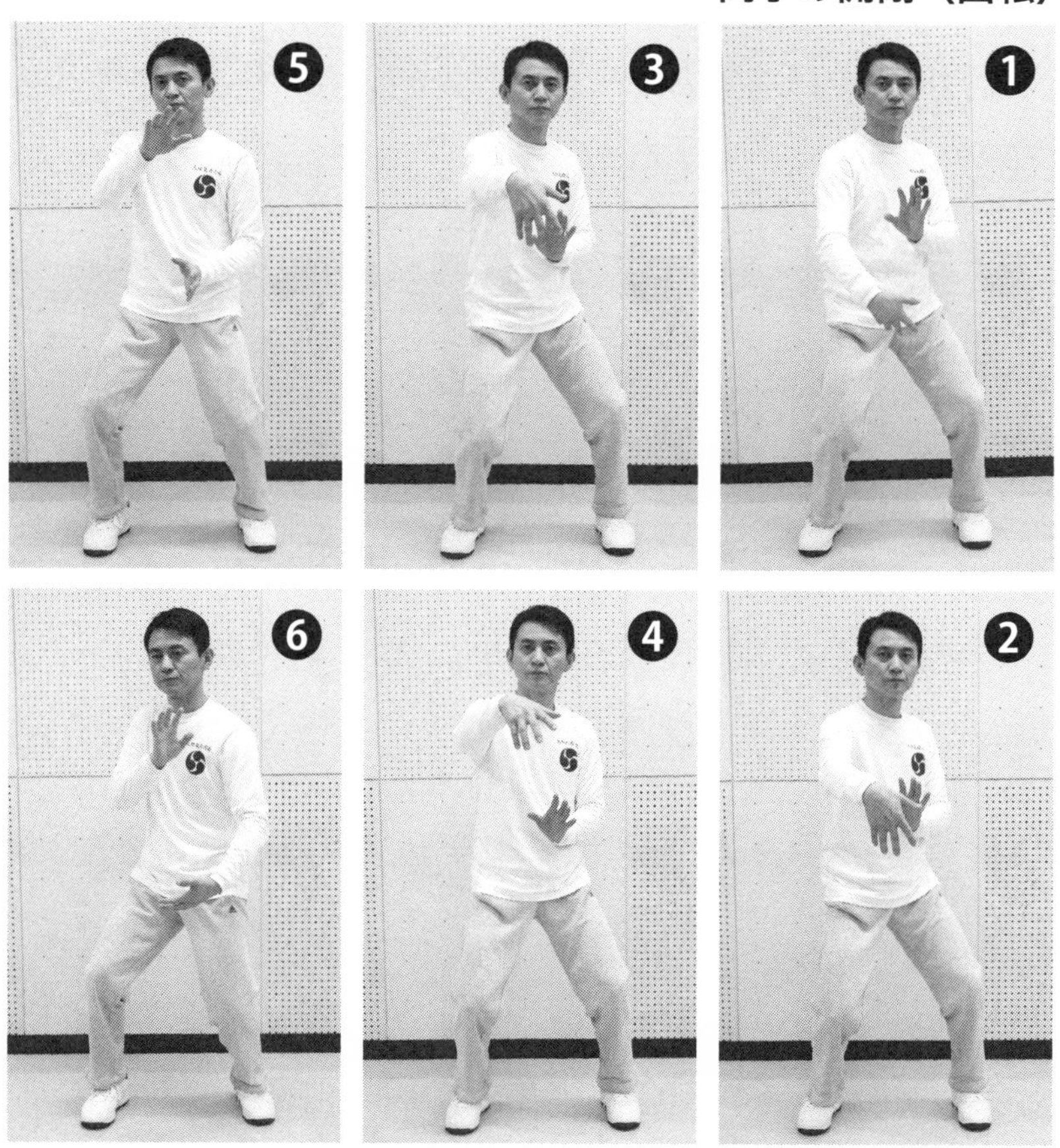

同様に、胸前で両手を球の表面を撫でるようにゆっくり動かして、氣感を高める。

上虚下実という境地

私は尤氏長寿養生功を修行して、何ものにも心が揺るがぬ境地を目指していた。内家拳の中でも太極拳が理想とするのは、上虚下実（じょうきょかじつ）の身体である。修行しているうちに、私の身体はドンドン変化していく。下腹はまるで妊婦のように、スイカのようにマルマルと大きくなり、脚の筋肉は太く大きくなって下肢が充実し、その反面、上半身に筋肉はほとんどついていない。いつの間にか上虚下実になっていたのであった。

太極拳の理想の身体は、たった数年ででき上がっていた。尤氏長寿養生功の訓練は密教の影響があって、自分が欲しいもの、こうなりたいと思うことを急速に手に入れることができるのである。

もちろん師父も師母も上虚下実であった。高齢でありながら、新天地を求めて中国からアメリカに移住できたのは、上虚下実の身体に原動力があるのだと私は感じたのである。身体を鍛え、上虚下実になることで、その境地、強い心が人生に影響を与える。そして私の体験から、尤氏長寿養生功は理想とされる上虚下実の身体を、短期間のうちに作り上げてしまうメソッドであると確信している。

先人の知恵と境地は、修行を通じて脈々と受け継がれていく。だから良師を求めねばならない。良師はそのまた良師から先人の知恵と境地を受け継いでいる。身体が境地を生み、境地が身体を生む。心と身体はどちらを先に鍛えるのかといえば、身体を先に、充分に鍛える必要がある。

私には、上虚下実の身体こそが、おそらく尤氏長寿養生功の最終目標だと思われる。東洋武術の身体の秘密であり、人間が到達する究極の身体でもある。ギリシャ彫刻のような、筋肉タップリの逆三角形の身体はカッコ良く鍛えられた肉体美を誇るが、尤氏長寿養生功には役に立たないシロモノである。

東洋の武術では、下半身を鍛えることが大事だ。上半身はあまり鍛えない。特に内家拳では、太極拳でもそうであるが、下半身がしっかりしていないとできないワザばかりである。勁・空勁は下半身のチカラを上半身に伝えて発揮するワザである。上半身に筋肉があり過ぎると、上半身のチカラに頼ってしまい、氣のチカラが半減して失敗する。

私も勁・空勁の初歩の段階の時には、要領がわからず、全力で押してくる相手に対して上半身のチカラで押し戻していたので、失敗が多かった。しかし師母との一対一の訓練によって下半身に筋肉がつき、上虚下実の身体ができると同時に成功率は上がっていった。実験と観察を長い間続けて、ついに到達した東洋医学究極の理想の身体であった。

上半身のチカラが抜けている時に、優れたパフォーマンスが発揮できる。柔道で金メダルを取った小柄な柔道家は、一般人がビックリするほど握力は弱かったという。下半身で相手選手を空中に浮かし、その状態から襟首を引っ張るだけで、投げることができたのである。相撲取りも野球のホームランバッターも上虚下実である。上虚下実はスポーツや武術の分野にとどまらず、茶道、能楽、さまざまな芸術、日常生活など、あらゆる領域に影響を与えるのである。

このことに洋の東西は関係ない。スイスの時計職人や、ヨーロッパの職人や芸術家といった人たちは、いずれも上半身のチカラが抜けた状態で仕事をしているはずである。日本の能や狂言の一流演者は、皆が上虚下実の身体になって、舞台を歩いて進む時には、まるで雲に乗っているようにスーッと滑るようである。これは下半身ができていないとできることではない。どのような分野でも、一流といわれる人は上虚下実であろう。最近取り沙汰される体幹トレーニングは、下半身の強化を図る上虚下実の身体を作ることであったのだ。

英語で上虚下実を"above imaginary under real"と表現する。直訳すると「上は架空、下は現実」といったところだろうか。東洋武術の文化がない中で、何とか上虚下実を表現したものなのだろう。しかし下実のチカラを上体に伝える人間活動、運動、身体操作は洋の東西に関係なく存在するようである。

私の先輩がサッカーをしている時に、ボールの取り合いになって相手と接触すると、触れただけで相手が転んで、難なくボールを奪い返すことができた。相手は何遍やっても転ぶので、合点がいかずに立ちつくしていたという。このように上虚下実で勁・空勁が効いた時には、こんなマンガに出てくるようなシーンが現実になる。私にもそんな経験が数え切れないほどある。その先輩とは遠慮なく何でも話ができる仲なので、体験談を共有しているのである。上虚下実は身体活動の極ともいえるのである。

このことに気づき、そうした目で他の分野を見ると、一流の人は皆、上虚下実で、下虚上実の人はいない。中国で古代遺跡に描かれた氣功の体操をしている人物画は、下腹がデップリと大きな上虚下実の人物である。上虚下実こそが、一流となれる秘密の身体であったのだ。

太極拳の大家に長寿で元気な人が多いのも上虚下実だからだろう。私の師匠、師母も元気で長生きをした。上虚下実は中国の内家拳の極意であり、人生を楽に生きる極意でもある。

氣沈丹田（沈下丹田）とは文字通り、丹田（下丹田）に氣を降ろすことである。尤氏長寿養生功の修行の最大の目標だ。簡単ではない。長い年月の修行が必要である。私の場合は毎日2

回、1日7時間の訓練の後に氣沈丹田を達成した。氣沈丹田は中国内家拳の達人が達成したい極意境地である。太極拳をしているからといって、氣沈丹田になっているとは限らない。

尤氏長寿養生功では丹田に氣を降ろすことを最大の目的とするので、氣沈丹田の達成は他の武術に比べて早くなる。

もう一つ理由がある。通氣という儀式を受けて、丹田に降ろした氣が上に上がらなくするのである。一旦丹田に降ろした氣が上に上がると、自分の氣が軽くなってワザとチカラの効果は半減する。氣が上がれば病気にもかかりやすくなる。氣が丹田に降りた状態を保つことは、大変重要なことである。

氣沈丹田は、武術のみならず他の分野の身体活動にも影響を与える。丹田に氣が降りている状態は精神にも良い影響を及ぼして、健康と長寿に大きく関係するのである。

新しい站樁功

站樁功とは、いわゆる立禅のことである。站樁功は中国内家拳の意拳の基礎鍛錬法として有名である。これは突き蹴りを主体にする外家拳の馬歩と同じようなもので、空手の場合は騎馬立ちがこれに当たる。

しかし、尤氏長寿養生功の基礎訓練では決定的な違いがある。武術を目的とするのでなく、健康長寿を目的とするようになり、氣を通すために手指の形や站樁の形も変化した。意拳の時の站樁は時間が短く、15分ごとに站樁の形を次々に変えていたようである。尤氏長寿養生功では形を変えず、一つの姿勢で1時間立つようになった。画期的な変革である。尤老師は、王向斉先生に許可を得て、このように站樁を改変したという。全て師母から聞いた話である。

この立禅と座禅の瞑想を、私は20年の修行期間で4万4440時間、敢行したのであった。站樁功、静功の座禅、震脚の修行の後に身体ができ上がり、上虚下実となって、いよいよ勁と空勁ができることになる。一朝一夕にできることではない。

歳をとると脚の筋力が弱まり、老化をますます早める。立つということは非常に科学的で哲

站椿功

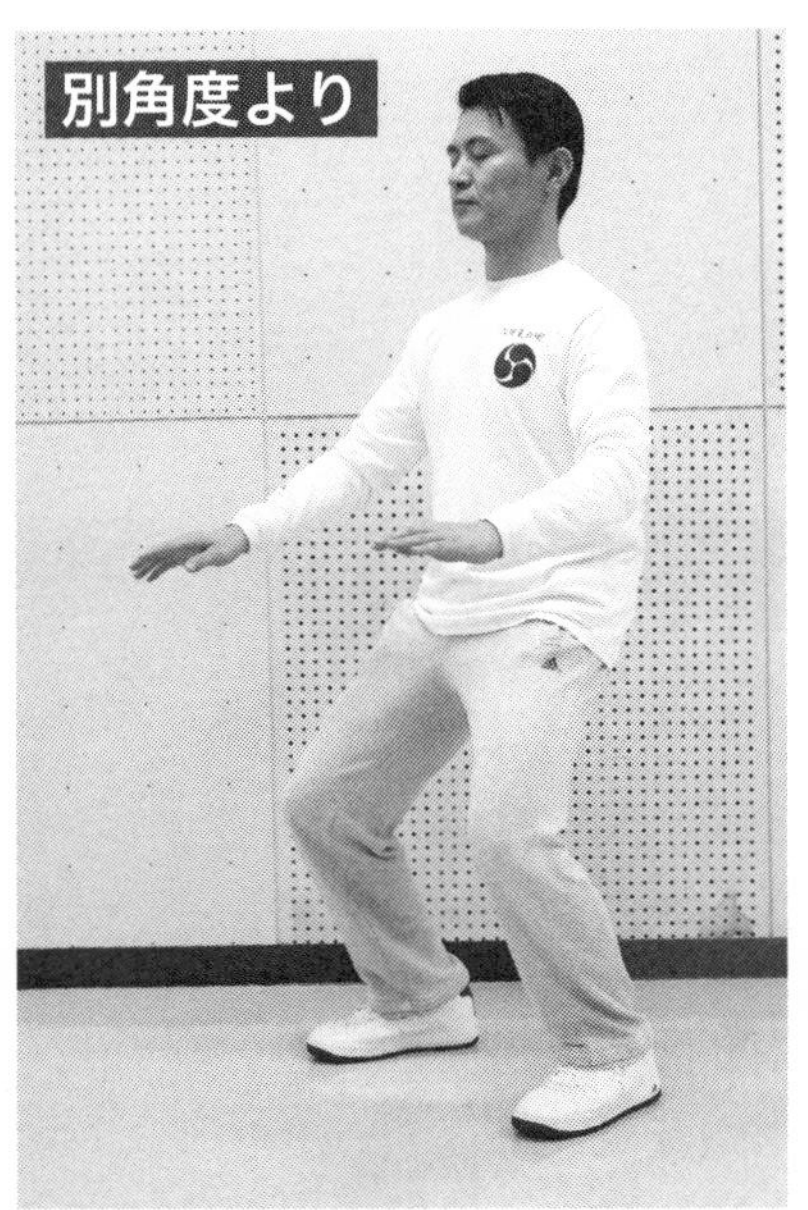

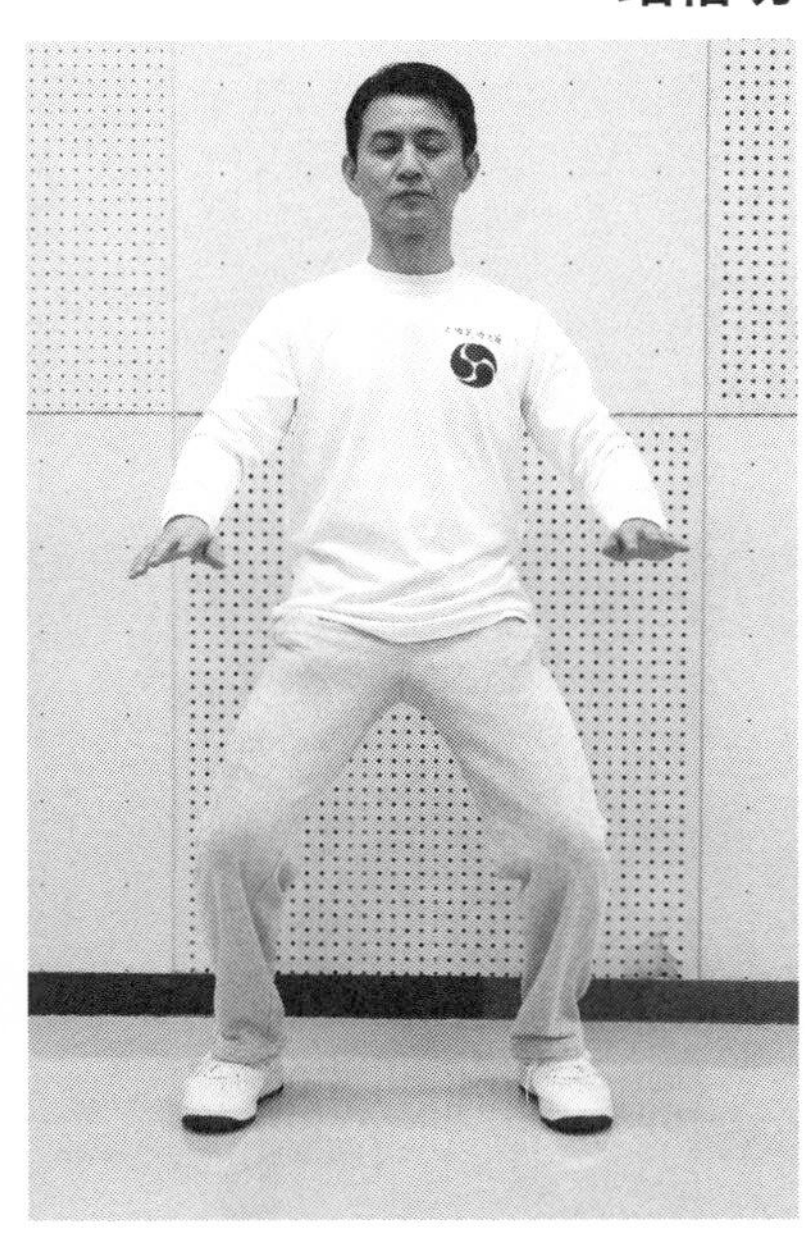

歩幅を男性は肩幅、女性は腰幅に取る。股関節と膝を緩め、肩の力を抜いて、両掌を下に向けて腰上ほどの高さで軽く前方に出し、目を閉じる。長く立てば良いというわけではなく、尤氏長寿養生功では1時間を上限とする。

学的なものである。我々の体重を支える筋肉は生まれてから毎日の人間の活動の中で自然に鍛えられるもので、特別に体重を支えるためのトレーニングをすることはない。

武術を習得する際、站椿という訓練を取り入れて身体の中心線を守り、自分の正中線を鍛えて脚腰の筋力を高めると、自然に健康になり、長寿に繋がる。

意拳の王向斉老師のもとに集まった道場生が、老齢になっても健康長寿であるのを見て、医師であった尤老師は站椿功と健康長寿に関連性があることに気づき、尤氏長寿養生功を設立するに至ったのである。

王向斉老師の弟子が、韓氏とか姚(よう)氏という名前をつけて意拳を継承していると主張したわけであるが、尤老師は尤氏意拳などという名前をつけることはなかった。唯一人、長寿養生功と呼ぶ氣功に発展させて、勁から空勁へと向かう道を選び、意拳を活人の氣功長寿養生功に昇華させたのであった。その站樁の医学的効果が認められて、今では中国で站樁功が癌治療に使われている。脚腰の筋力を高めることで体内の免疫力が活性化し、癌細胞を抑制することが解明されたのである。

站樁によって守られる中心線、正中線は精神的な療術効果もあり、免疫力強化にも役立つことが医学的に証明されている。武術的にも医学的にも効果が確認された站樁は、人類に貢献する内容を保持している。

王向斉老師の一番弟子だった尤老師は、ご自宅に王向斉老師を迎え入れて、個人的に意拳の教授を受けておられた。王向斉老師も尤老師に対しては一目置いていたのである。

こうして新しい站樁が誕生した。医師であり、チベット密教の瞑想に深く通じた尤老師は、武術としての瞑想から健康長寿の瞑想へとバージョンアップして、新世界を作り上げたのである。

正中線と不動心

ある者は本当のことをズバリと言われ、あまりに核心をついた言葉に動揺して怒りを露わにし、大声で怒鳴ったり、土壇場に来て逃げ回ったりする。これは全て、ブレて揺らぐ己の心の仕業である。心が鍛錬されていない、精神の弱い者の反応である。

尤氏長寿養生功を学ぶ者は、鼻と臍を結んだ正中線と呼ばれる身体の中心線に自分の重心を入れて、どんな時にもその正中線を相手の正中線にぴったり合わせ、我の氣と相手の氣が反発し合うように重ね合わせることを学ぶ。

正中線はブレたり揺らいだりすることがない。不動心とは、どんな状況にあっても動じない、揺るがない、ブレない精神と心の状態を表している。それを身体で表現すると、「微動だにしない正中線」ということになるだろう。しかし不動心などといっても、実際には体現する手段を持たず、机上の空論になっていることが多い。尤氏長寿養生功の訓練では、正中線を徹底的に鍛えることで、いつの間にか不動心が育っているのである。

両目はぼんやりと相手を見つめ、全速力で走って攻撃するように突き飛ばしてきても、顔色一つ変えることはない。私の倍のサイズの白人が押してきても心身はリラックスしていて、筋肉は硬直していない。腕のチカラを抜き、脚と腰のチカラを腕に伝えて相手を押し返すと、相手がどんなサイズだろうが、相手をひっくり返すことができるのである。

精神の不動心と身体の真ん中の中心線には相関関係があるようである。体験しないと理解できない不思議な氣功の世界ではある。

正中線は武術・武道の基本として、特に重要なものである。脊骨は垂直に、正面の中心線は鼻と臍を結んだ身体の真ん中の線の正中線を守る。地球の中心に向かって垂直となるよう、背骨がアンテナのように、一本の木がどの方向にも傾かぬように、站樁功と震脚で鍛えた筋肉がロープで大木を四方八方から引っ張り、大木の正中線と背骨を支えて曲がらないようにすると身体はブレない。そしてそれは心、精神にも好影響を及ぼして、心身共にブレなくなる。

心がブレなくなるのは身体がブレなくなってからである。まず身体を作らねばならない。これに加えて上虚下実になるともっとブレなくなる。正三角形になれば、安定性が増す原理である。

西洋風の肉体の理想は逆三角形の身体だが、上虚下実の逆になるから、安定性がないように思われる。心身共にブレてしまうだろう。見た目はカッコ良いかもしれないが、尤氏長寿養生功にはそぐわない。脚が長過ぎることも、震脚ジャンプで膝を痛めやすくなる。いわゆる胴長短足の体型のほうが、より安定性があり、上虚下実になりやすい。

ブレない心身は、より強い勁・空勁を打てるようになるだろう。日本人が世界に冠たる長寿となっているのは、和食や国民保険の他に胴長短足の体型が寄与していると私は思っている。

自重運動

尤氏長寿養生功のさらなる特徴は、勁・空勁を獲得するための基礎訓練が自重トレーニングだということである。即ち器具は使わず、自身の体重をバーベル代わりにして、ユックリとした動きで筋肉を鍛えるのである。特に上虚下実を目指すため、下半身の強化に重点を置く。上半身は鍛えない。

最近では、スポーツ界でも自重トレーニングの意味を理解して、流行り始めているようだ。自重トレーニングは身体に過度の負荷をかけないので、筋や筋肉を痛めない。東洋の智慧が現代に科学的な説明解釈を加えて復活してきている。

自重運動

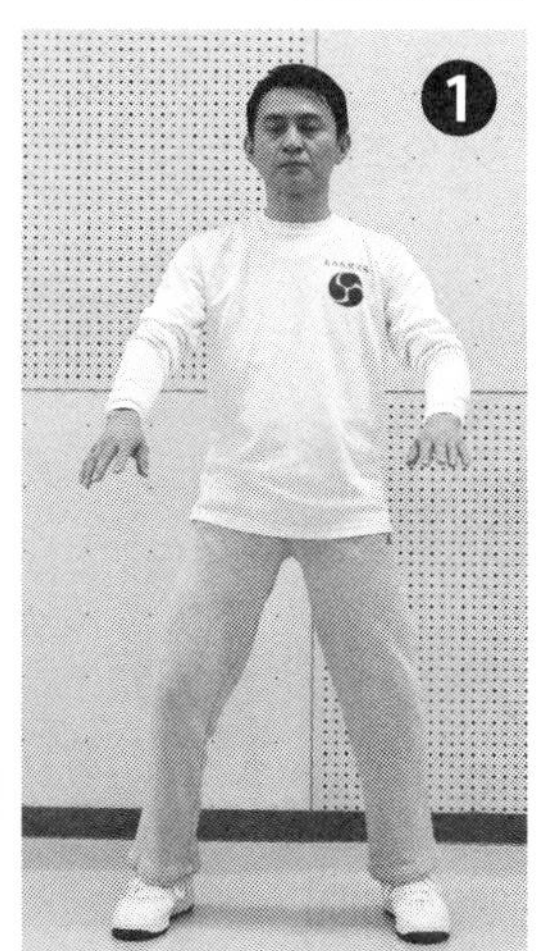

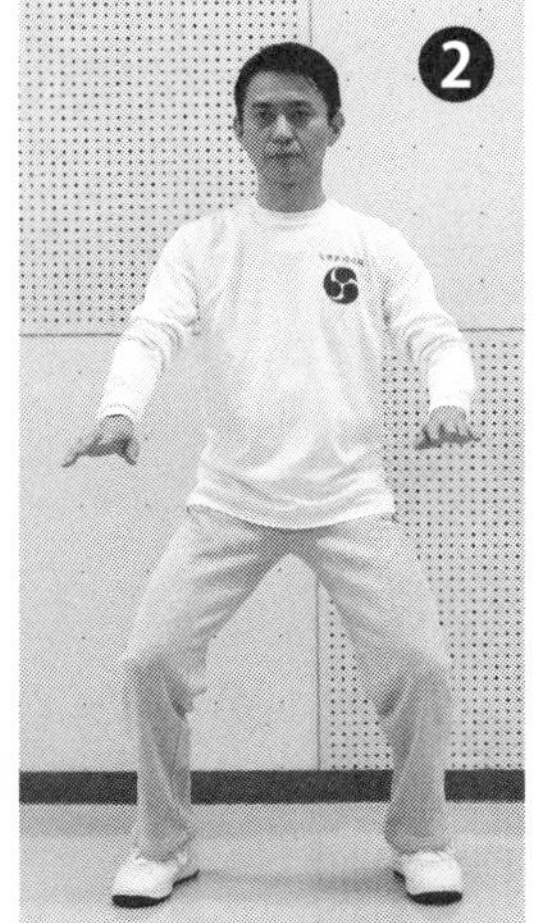

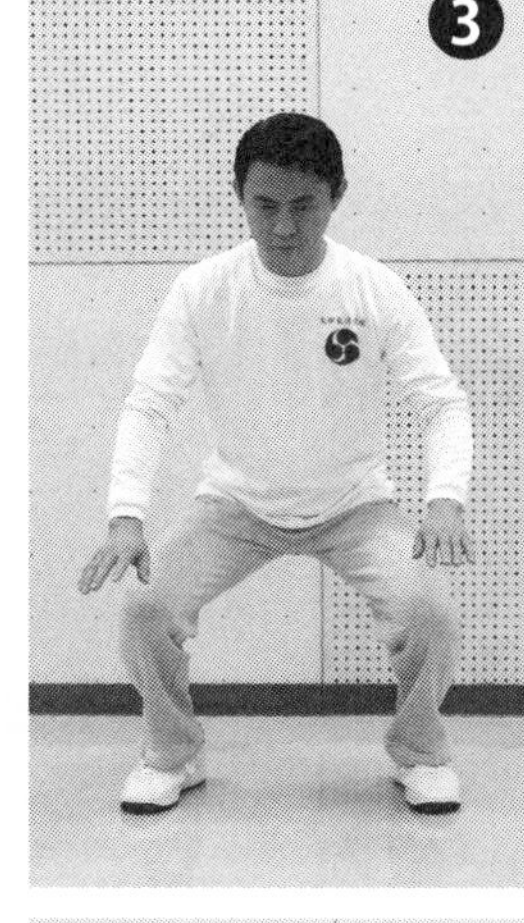

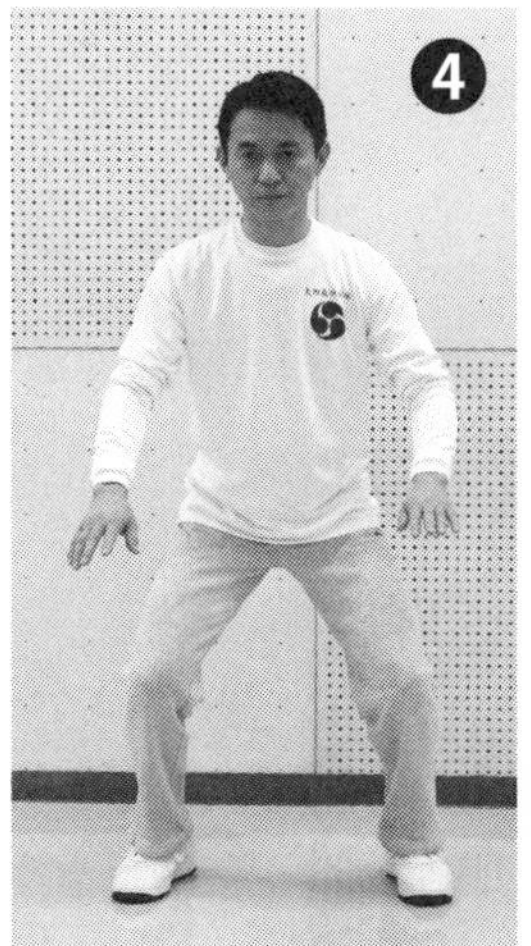

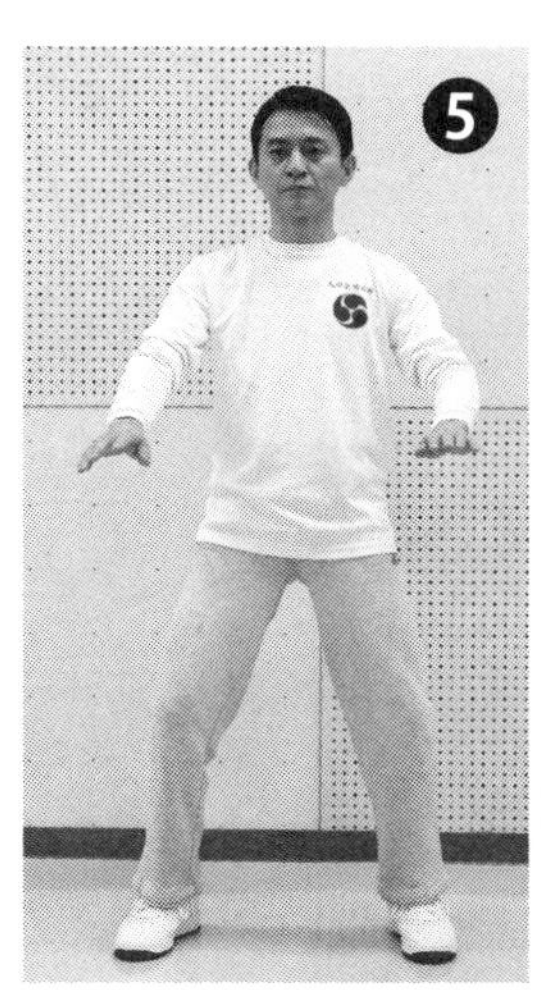

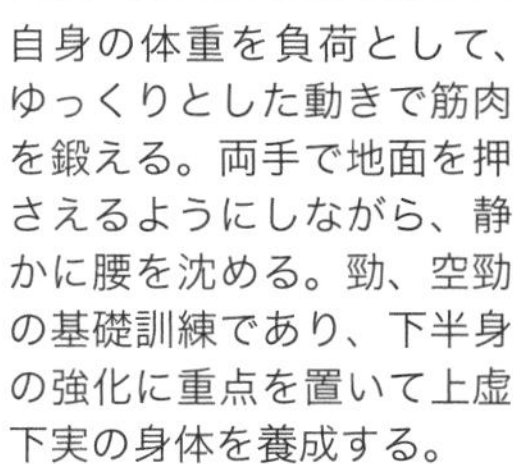

自身の体重を負荷として、ゆっくりとした動きで筋肉を鍛える。両手で地面を押さえるようにしながら、静かに腰を沈める。勁、空勁の基礎訓練であり、下半身の強化に重点を置いて上虚下実の身体を養成する。

例えば屈伸運動はしたことがあるだろう。尤氏長寿養生功では、屈伸をできるだけユックリとするのである。慣れてきて筋力がついてくると、今度はどうしたら筋肉に最大の負荷をかけられるか、自分をよく観察して、少しずつ負荷を増やしていく。するといつの間にか脚の筋肉が太く、強くなって、日常の動作が容易くなり、自信がついてくる。

西洋式の筋力トレーニングではバーベルを使ったものが多いが、ちょっとトレーニングを休むと、筋肉が小さくなって筋力が落ちてしまう。また筋肉の限界を超えたウエイトを使うと、ケガをすることも多いのである。自重によるユックリした動きのトレーニングでは、ケガをすることが少ない。

サンフランシスコの道場では、ケガをする者はいなかった。もっとも私の場合は師母の私に対する期待が余りに大きく、膝がいつも悲鳴を上げて、ケガはしょっちゅうであった。けれどケガの功名で、急速にワザを身につけていった。そのおかげで下半身の筋肉は太く大きくなって、上虚下実の身体となっていた。あたかも、自分が鉄人になったような感覚であった。現在、太田氣功道場では指導員と道場生が私と同じ道を歩んでいる。

龍の型と虎の型

あるテレビ番組で腰痛を特集していたので、興味深く見ていた。股関節が腰痛の原因になることがあるという。股関節の可動域が制限されると、腰痛を引き起こすというのである。

尤氏長寿養生功の基礎訓練には「龍の型」がある。この運動は股関節の可動域を広げ、腰回りの筋肉を鍛える。アキレス腱を伸ばして足首も柔らかくする。本格的に行うと5回ほどで汗が吹き出てくる。初心者はバランスを取れずにフラフラするが、ちょっと練習すると、みんな上手くできるようになる。

この腰痛の話を知る前に、私は何万回この「龍の型」を訓練したのかわからない。イスに座って膝を広げて閉じる簡単な体操を2週間行っただけで、腰痛が劇的に改善したのだ。

これはほんの一例だが、いつも驚くのは最先端の医療と尤氏長寿養生功の基礎訓練が繋がっていることである。私を含め尤氏長寿養生功を行う道場生が、健康の問題を解決しながら長寿への道を歩いている。

尤氏長寿養生功の上級者向けの訓練に「虎の型」がある。足を前後に少し開いて立ち、両手

龍の型

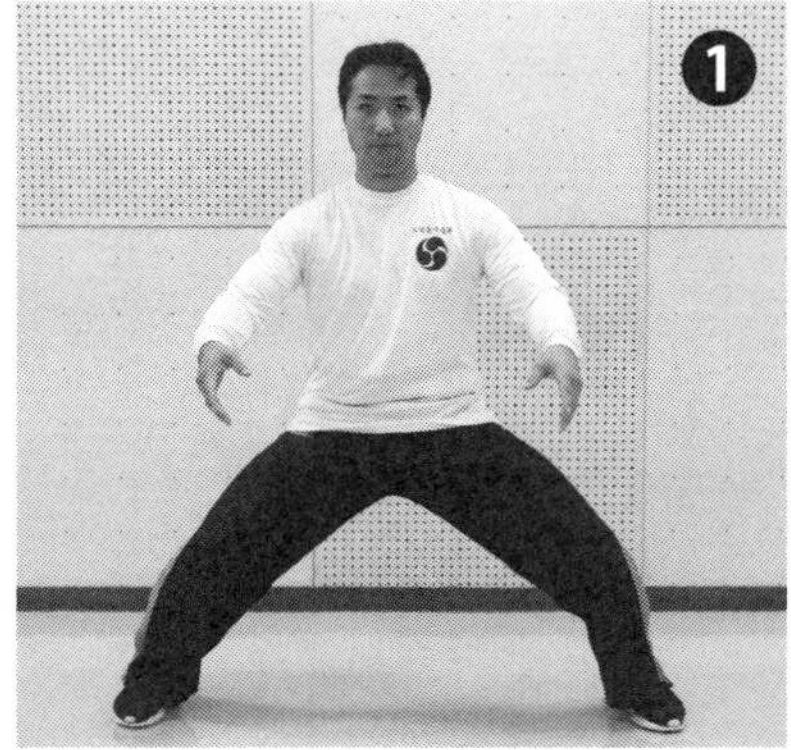

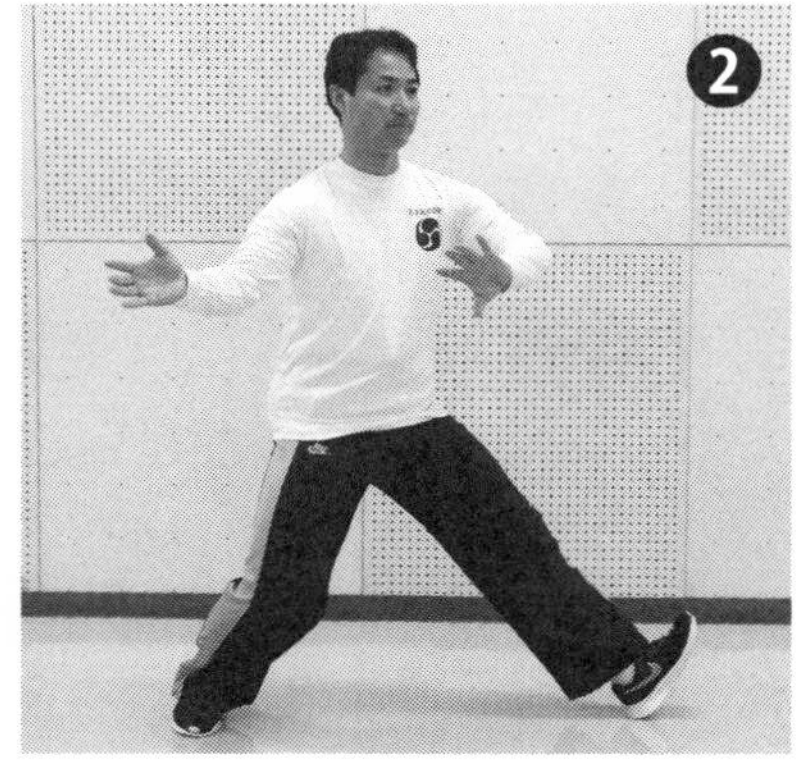

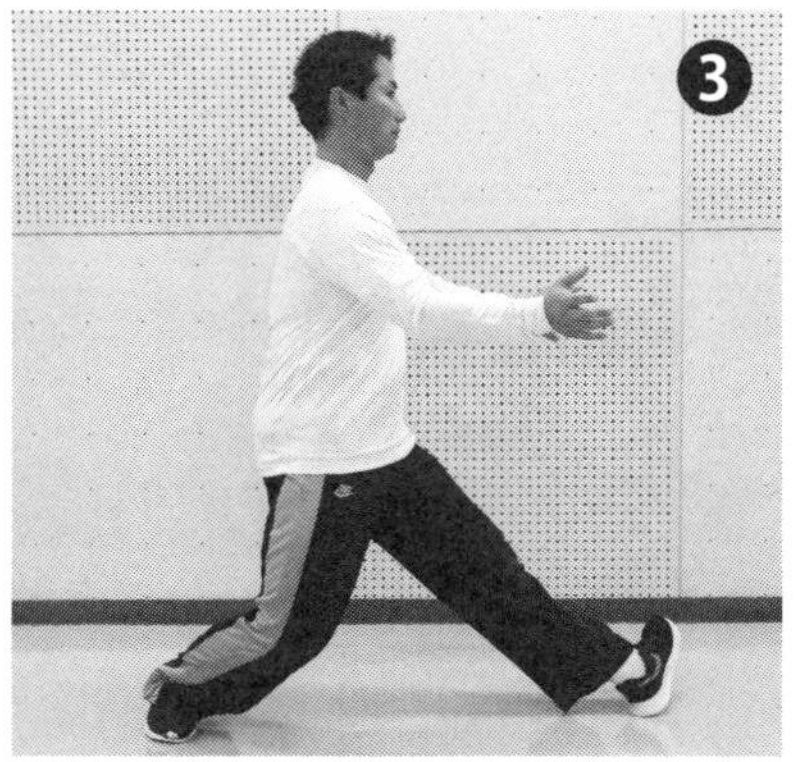

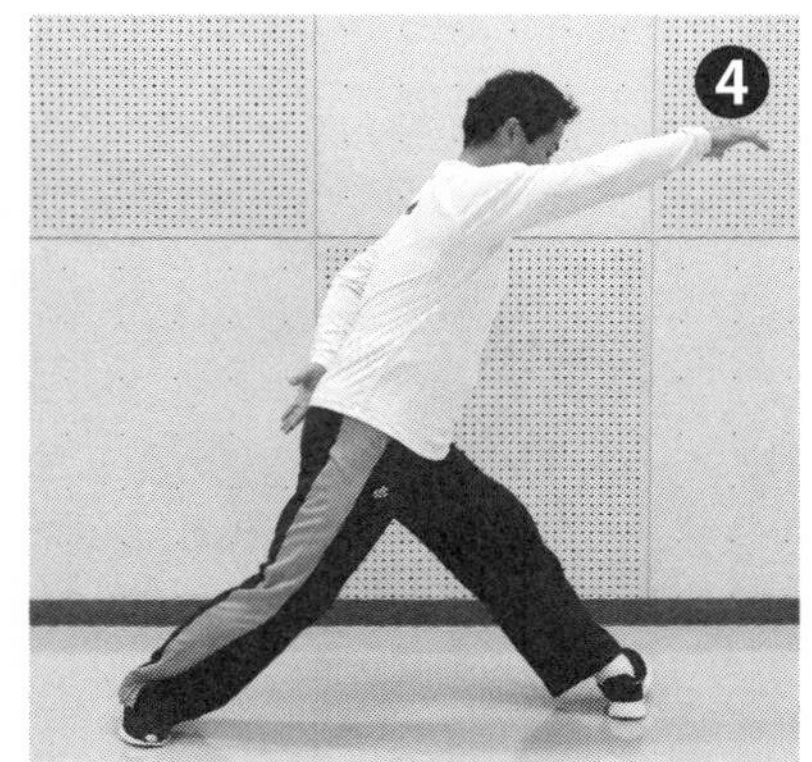

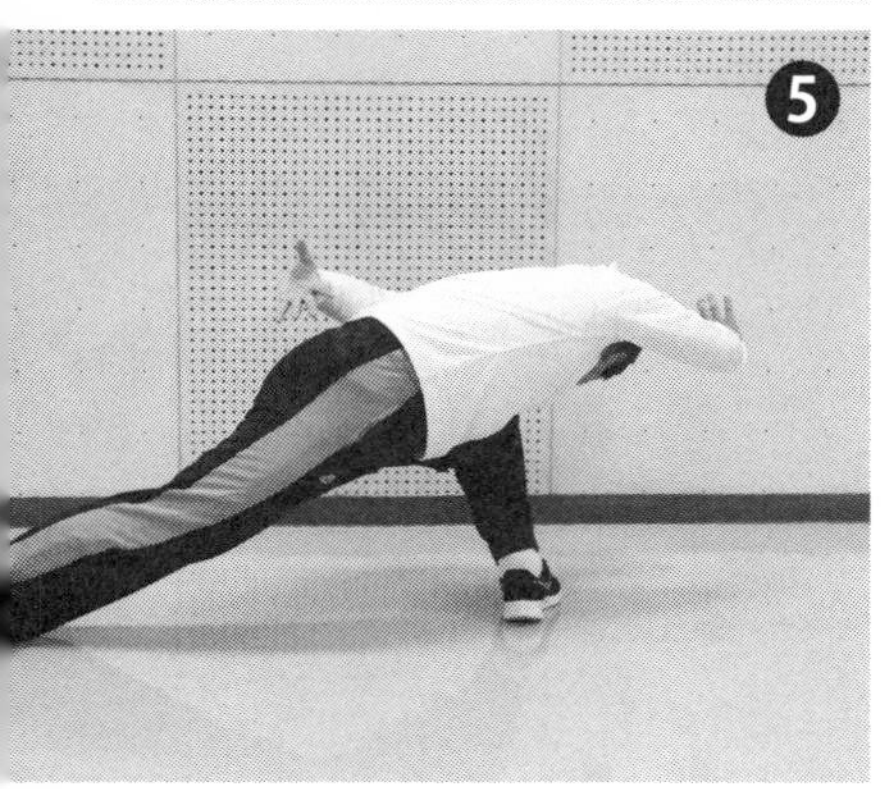

歩幅を広く取り、股関節を深く折り畳んで上体を伏せる。百会と命門に氣を通して自然治癒力を高める効果がある。身体的には股関節の可動域を広げて腰回りの筋肉を鍛えるとともに、足首の柔軟性を高める効果がある。

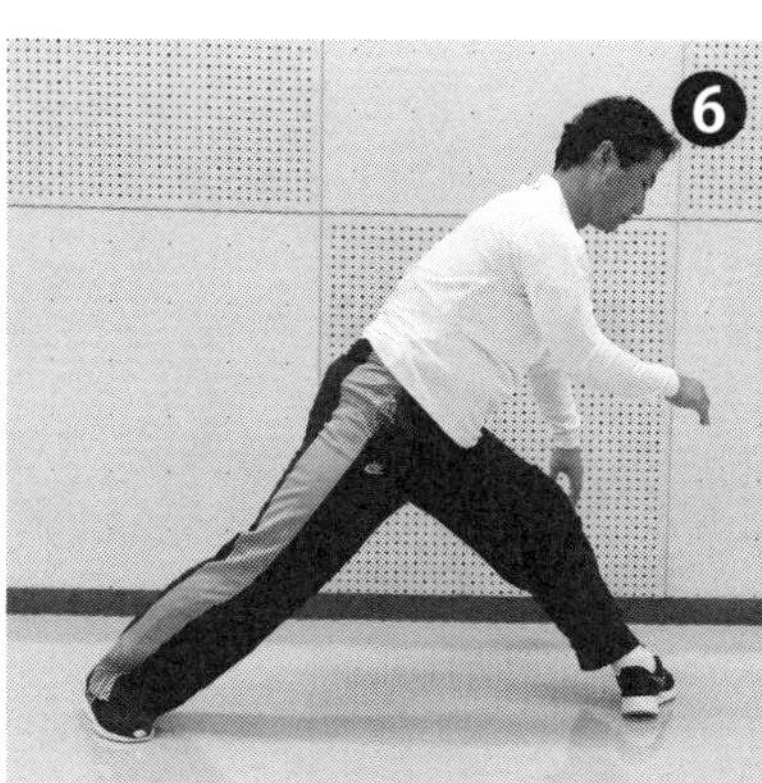

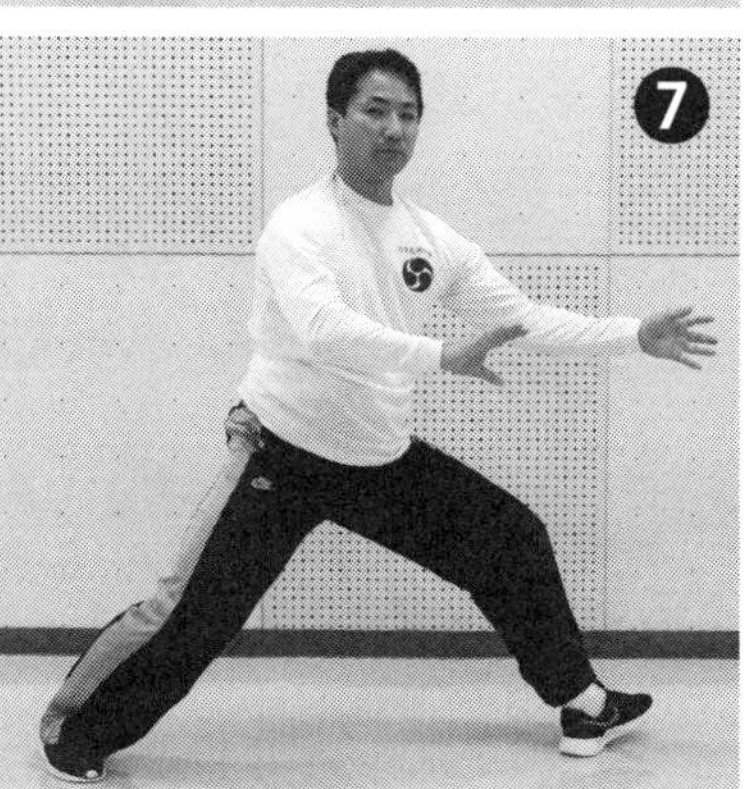

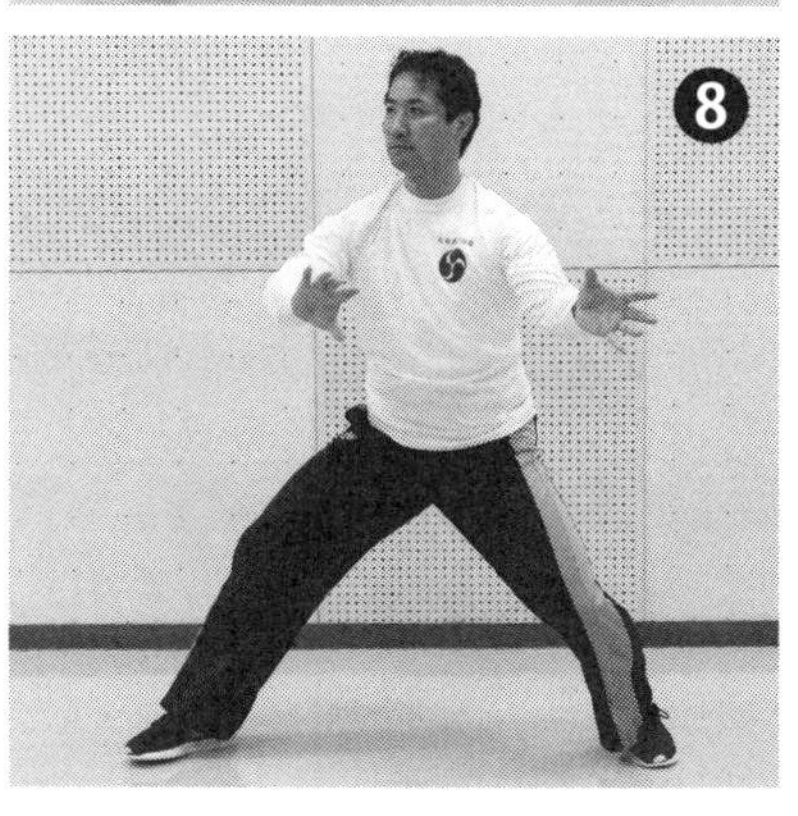

を虎の前足のように指で爪を立てるような形をとって、目を見開いてジッと5分立つのである。瞼（まぶた）を閉じることなく、ジッと一点を見つめたままにして立つのである。

この型によって氣を遠くに送れるようになるが、きつい訓練である。初心者下級の者には教えられない。

一点を見つめることで集中力を高め、瞼を閉じないことで結果的に副交感神経を刺激するようだが、これは以前私が研究してわかったことで、確証があるわけではない。興味のある方は、瞼を閉じる、閉じないで神経にどのような影響があるのか、追跡調査をしていただきたい。

虎の型

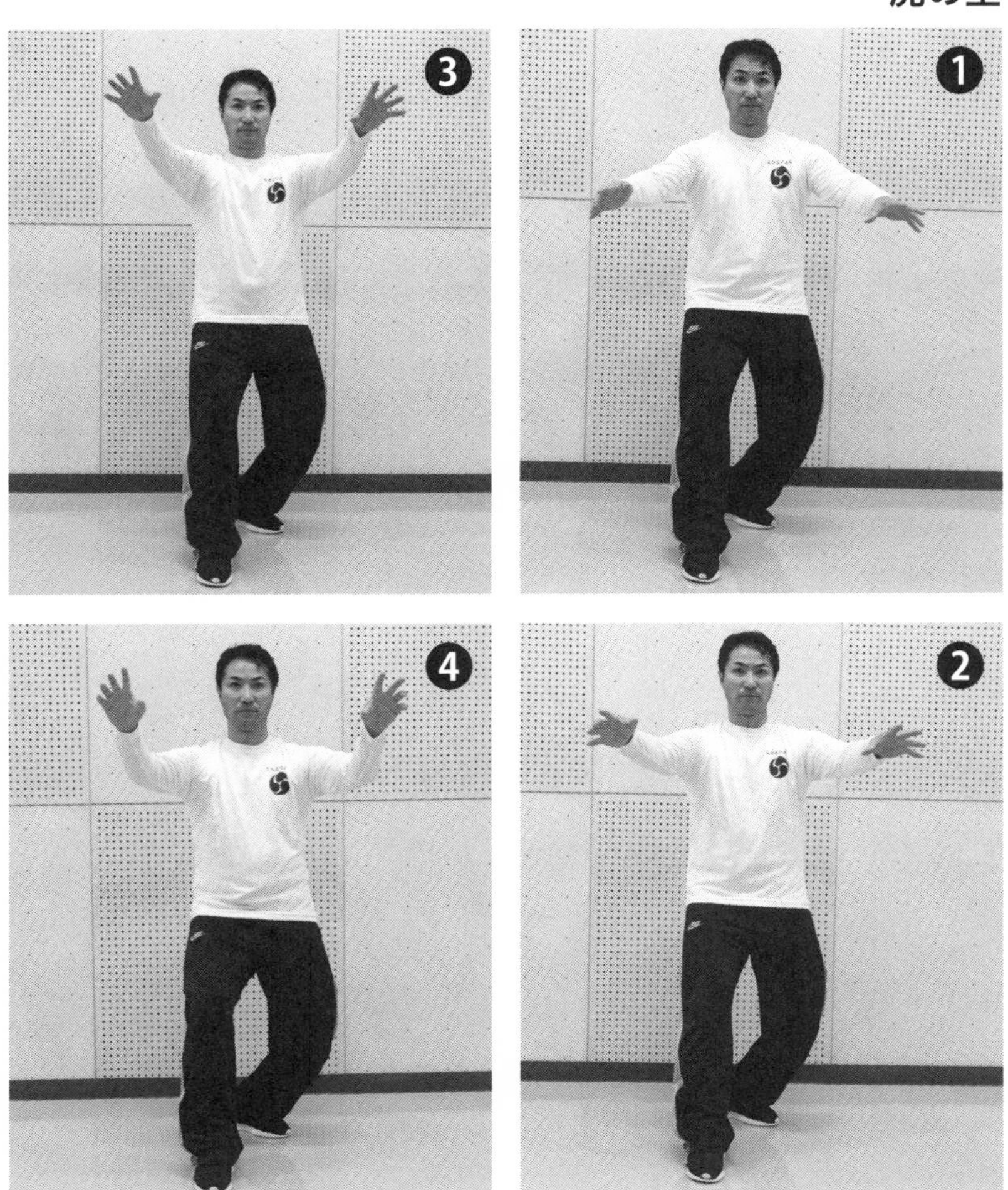

上級者向けの型で、「神（眼力）」を鍛錬する。足を前後に少し開いて立ち、両手は虎が前足の鉤爪を立てたような形にする。目を強く見開き、一点を見つめて立つ。

私はこの型を10年間毎日やった。当時、私はコンタクトレンズをしていたのだが、余りにも目を大きく見開いて開けっぱなしにしていたので、レンズがポーンと落ちて探すのに苦労したことを覚えている。それでなくとも私の目は大きいのだ。

小能く大を制す

意拳の訓練には、意念（今で言うイメージトレーニング）が用いられる。あるアメリカの大学の医学部で、学生の腕にギプスをはめて、一つのグループは1カ月ほど何もせず、もう一つのグループは毎日バーベルを使った筋力トレーニングをイメージし続けるという実験を行った。

そして、1カ月後にギプスを外して筋力の検査をすると、イメージトレーニングしないグループは筋力が半分に落ちていたのに対して、イメージトレーニングしていたグループの筋力はあまり落ちなかったという。また、運動もイメージトレーニングもしないと、神経の数も減ることがわかったとのことである。

尤氏長寿養生功のトレーニングでは、意念の訓練を毎回している。経絡の通りを良くしているのである。解剖学的には神経と経絡は別物だが、我々にとっては同じことである。そして意念とイメージトレーニングも、我々にとっては同じことである。

私の経験では、人の才能には二通りあると思われる。一つは持って生まれた身体が、習うものに適合し、あまり苦労せずに習得できるという才能である。1回見て、練習したら覚えてしまう能力といえるだろう。もう一つは、教えられたことを1回では理解できないが、100回でも1000回でも飽きずに練習できる能力である。この場合、ある一定の回数に達した時には、師匠のワザを1回見て、1回練習しただけで自分のものにできるようになる。

私の場合は、前者の能力はなく、天才肌でもないので、1回見ただけでは理解できなかった。それで、できるようになるまで訓練する。それが1万回であっても実行した。

すると考えなくとも身体のほうが自然に反応するようになって、海外での武者修行によって開眼した後は、師母のしていること、教えようとしていることは、全て理解できるようになった。凡才が天才になった瞬間であった。凡才が弛まぬ訓練をして、天才になる。このことに気づけば、どんなことも究極のレベルに到達するようになると理解できる。今思い出すと、血の滲むような訓練も懐かしく思われる。

どんな分野でも、道を極めるには、そして、その分野で名を残そうとすれば、素質と才能が必要であろう。私には、武術やスポーツの分野で素質も才能もなかった。以前関わった武道では、初めは一方的にやられて人間サンドバッグ状態だった。両肩の関節を抜きかけたり、手首の関節をチカラの限り捻られて大根のように腫れたり、集団で蹴りの練習をしている時には、後ろにいた拳士に間違って腎臓を蹴られて悶絶したこともあった。素質も才能もあったものではない。

しかし、尤氏長寿養生功の欧陽敏師母との出会いがあった時から、この世界に一つしかない武術氣功を習得し、5年も10年も先にスタートして通氣にもなっている先輩と肩を並べるには、私の全精力、全財産をかけて毎日師母と訓練しなければと思い、努力と精進を重ねた。師母がご高齢で、通氣をいただくには時間がないと理解したのでもあった。

素質と才能は生まれながらにあるものではなく、努力と精進を重ねている間に育つものであると、私は体験から悟ったのである。初めから素質と才能がある者などはいない。手足が長いとか身体が大きいとか、生理学的に有利なものはあるだろう。

しかし、氣などの目に見えないエネルギーは、体格の大小とは関係ない。王向斉老師は身体が大きいほうではなかった。しかし爆発的な氣の持ち主であった。武術の究極的な理想は、身体の小さな者が大きい者を制することである。その意味でも、氣を訓練することは意味があるのである。努力と精進を重ね、継続することこそが素質と才能であると私は強調したい。

第3章

「静寂」——尤氏長寿養生功の瞑想法

自然呼吸と瞑想

中国で行われている氣功は中国人の数ほどあるといわれているが、尤氏長寿養生功はチベット密教の瞑想のテクニックを取り入れ、意拳と融合した形を取っていて、3種類の瞑想がある。一つは站樁功と呼ばれる立禅である。二つ目は站樁功の後に、床や椅子に座って行う座禅である。そして三つ目は、あまり馴染みはないかもしれないが、仰向けに寝て行う臥禅である。何も3種類の瞑想を全部を行う必要はない。私が通氣をもらうまでは、站樁と座禅を行って、氣を蓄積した。

勁・空勁の基礎は、充分な瞑想で培った氣である。この基本が少なければ、充分に効果のある勁・空勁はできない。

尤氏長寿養生功の核である瞑想の際は、呼吸に集中をする。他で行われている呼吸法では、丹田に集中する複式呼吸を行うようであるが、尤氏長寿養生功の呼吸法は自然呼吸である。

小周天の軌跡で氣を回す方法は、一般的には道教式といわれるものである。一方、尤氏長寿養生功では、大周天の軌跡で氣を回す仏教式である。別に意識して大周天の軌跡で氣を回して

坐禅

瞑想法は、尤氏長寿養生功の根幹を成す訓練法である。これを座禅で行う場合、座蒲（なければクッション等で代用）に坐骨を乗せて半跏趺坐で座り、下丹田の前で左右の労宮穴の位置を合わせて両手を重ねる。

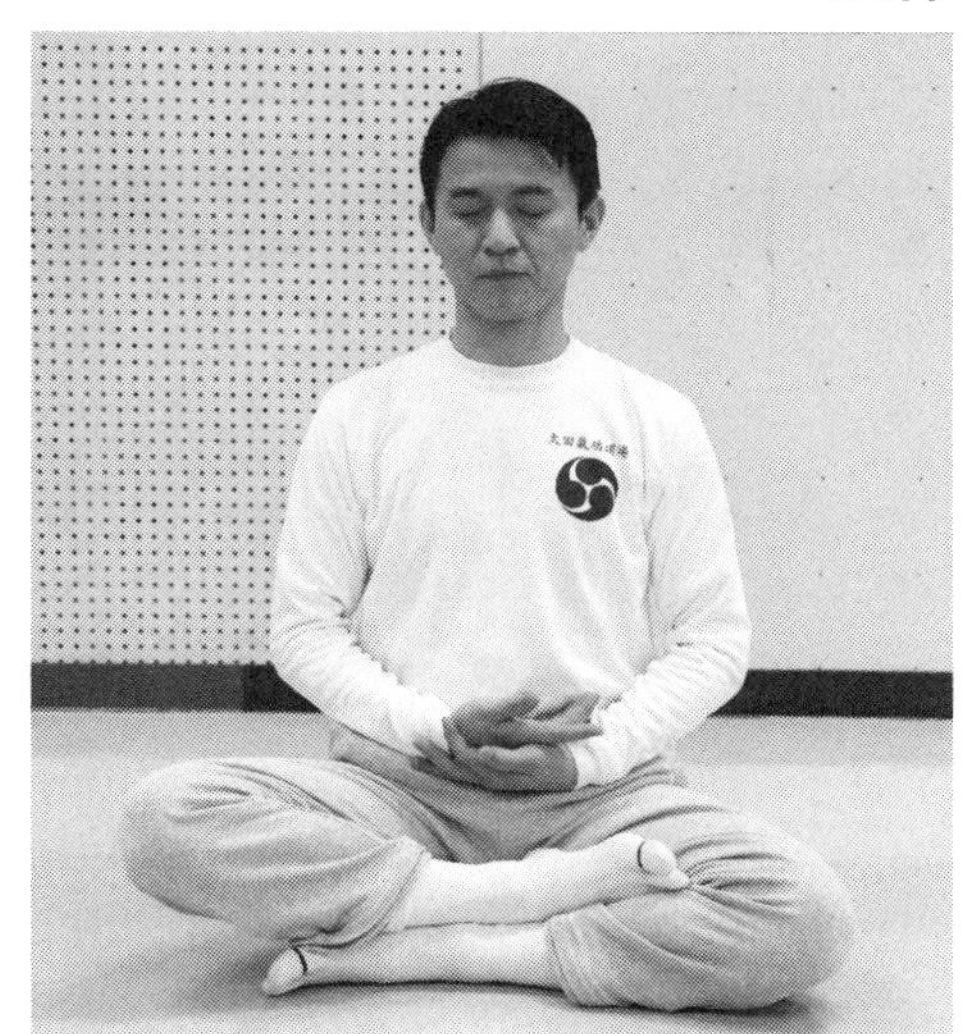

臥禅

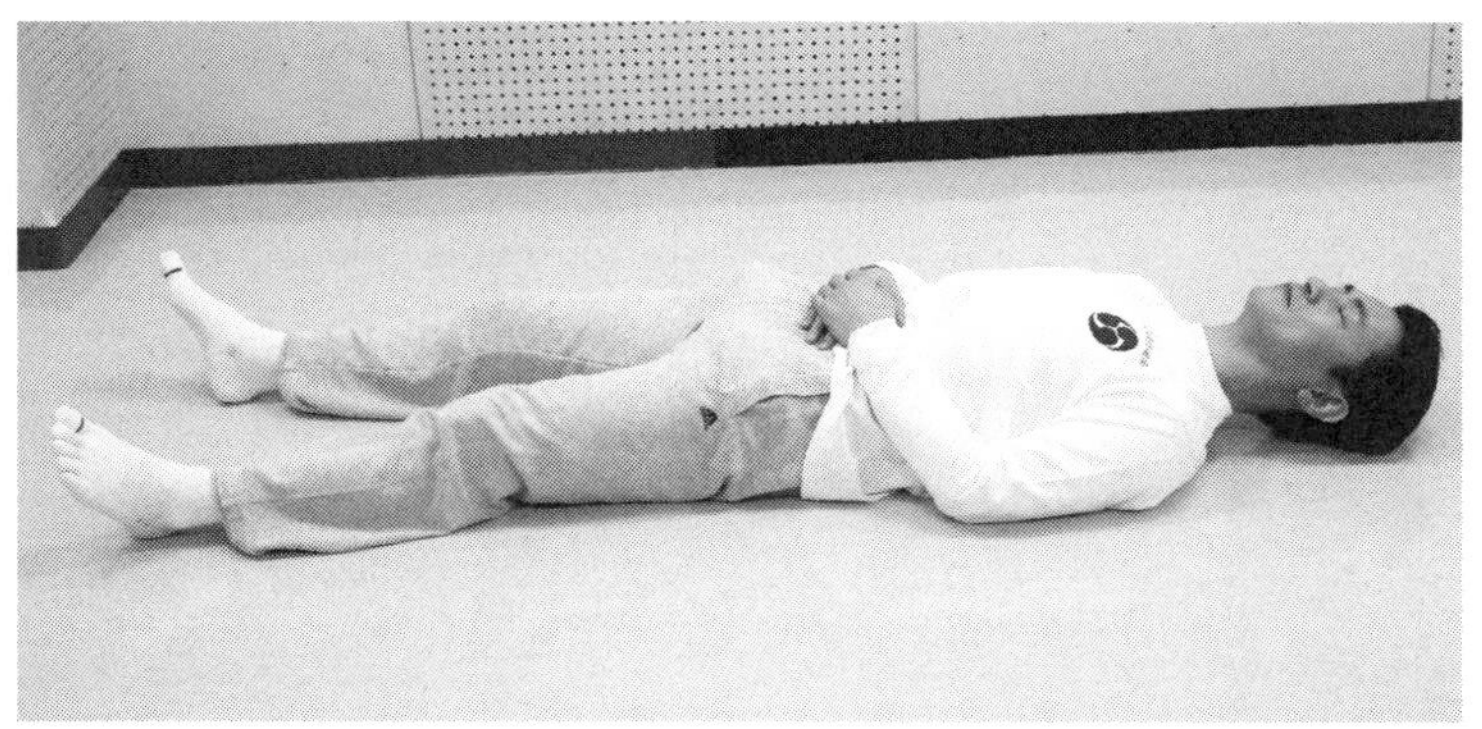

仰臥して行う瞑想法。仰向けに寝て五体をリラックスさせ、左右の労宮穴の位置を合わせて両手を重ね、下丹田の上に置く。

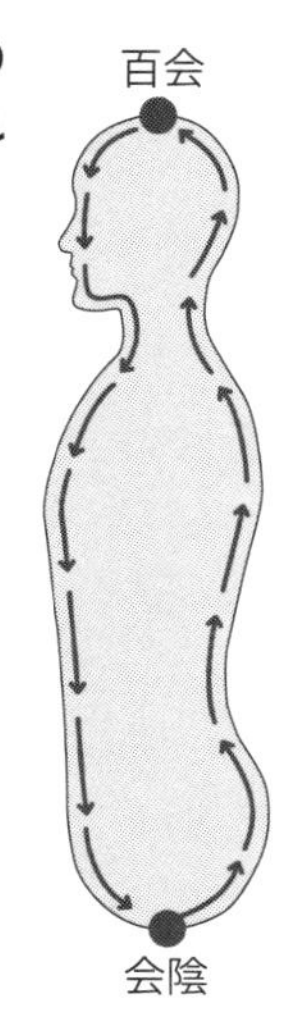

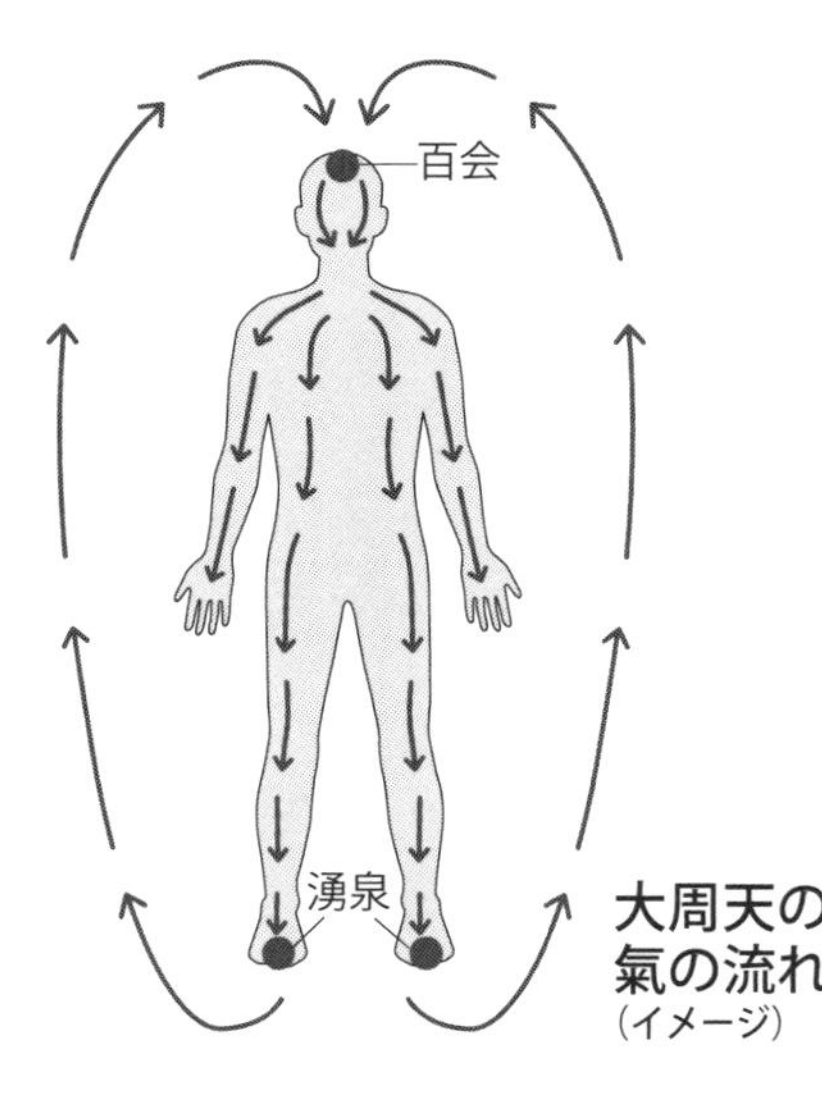

いるわけではないが、自然呼吸を行うと、自然に大周天となる。

足から氣を取り入れるということもしない。自然に頭頂のツボ「百会」から氣が降りて、足裏の「湧泉」から抜けていく。湧泉から抜けた氣は天に向かい、また頭頂から湧泉へと抜けて、再び天に向かう。この繰り返しである。

小周天は「会陰」から背骨（督脈）を通って百会に昇り、身体の前面にある任脈を通って丹田に向かい、会陰に戻る。この繰り返しで小周天が回る。これは決して対抗心からいうことではないが、氣の軌跡を吟味するとわかるように、大周天の軌跡は小周天の軌跡を凌駕する。氣が回る大きさが比較にはならないのだ。

大阪の堺で呼吸法の生徒と氣の交流をすると、全員の足に私の氣が降りて、足がグニャグニャになってつま先立ちになった。氣に敏感で、私との訓練が非常に早くできたのである。私にとっても良い勉強となって、ありがたかった。

呼吸は氣功の生命線というべき大切なものである。もう一つ大切なことは、身体の中心にある督脈と任脈を結ぶために、瞑想時には舌の先を上の歯の根元に軽く付けておくことである。本来これは秘密で、道場生になった時点に教えられることである。

氣を修練する際には「調身」「調息」「調心」といって、身体と心を整え、呼吸も整える。どれも大事なものだが、瞑想時に「無心になれ」とか「何も考えるな」と言われても、くだらないことが頭に浮かんでくる。思い出したくない昔の記憶まで浮かんできて、瞑想にならない。

こんな時は呼吸に集中する。チベット密教の影響を受け、仏教式の自然呼吸で行う尤氏長寿養生功では、鼻から息を吸い込んで、鼻から息を吐き出す。これを自然呼吸といっている。道教の腹式呼吸はお腹を膨らまして息を吸うのであるが、腹式呼吸は身体が耐えられぬほどのエネルギーが入り込むといわれている。道教の瞑想には、仙道を求めて仙人を作ろうという人為的な意図があるのだろう。

我々は仙人になろうとしているのではない。仏教なので、即身成仏（そくしんじょうぶつ）を目指している。欲を制御する方向で瞑想を行う。結果、副産物として健康長寿が生まれるということだと思われる。

長年の瞑想は、呼吸が静かになって音もなく、呼吸をしているのかもわからないほどの静寂であり、周りの空気と渾然一体となって、傍目には、生きているのか、死んでいるのかすらわからないようになって、初めて無心となる。

瞑想とエネルギー

相手を倒し、殺す武術・武道のエネルギーは、人間の病を癒やし、治療するエネルギーでもあった。倒し、殺す負のエネルギーを癒やしのエネルギーに変換する触媒となるのは、心の持ち方、考え方である。

日本人の特性としての、共に生きようとする優しさや儒教の教え、文化、伝統、歴史、礼儀など、あらゆるものがミックスされて、日本独特の武術・武道文化が生まれた。だからこそ、日本における武術・武道文化は倫理道徳の修養として、人生の道として負のエネルギーを正のエネルギーへと転換する。

瞑想は脳を活性化させる。特に右脳を活性化することがわかっている。右脳は芸術的創作と密接な繋がりがある。筋力トレーニングをして、筋肉を増やすと筋肉細胞も数が増す。筋肉細胞の中の筋紡錘という神経細胞が筋肉の収縮を司り、脳神経をダイレクトに刺激するようになる。心身一如となることが、医学的にも説明できる。

西洋のスポーツは単なる運動で、西洋人もスポーツを精神修養の手段とは見なしていない。現在のプロスポーツは金を儲けるための手段となっている。日本人は野球をも精神修養の手段として、グラウンドにお辞儀をするほどだ。しかし西洋人はそんなことはしない。

この氣功武術でも一儲けしようと考えた者がいるが、悪い企みはすぐバレるから、そう上手くはいかない。宇宙に存在する暗黒エネルギー、暗黒物質は、破壊と生成のエネルギーを相持ち、星の生死の循環をさせながら、宇宙の拡大を続けている。氣のエネルギーも同じように生殺与奪の力を持っている。

理想のサムライは、人を殺せる刀は抜かずに、人を活かす道を歩む。日本人であれば、この日本の美学を踏襲して、弱く病んでいる者に優しい顔を向け、生成のエネルギーを駆使して、共に生きる道を探らねばならない。

武に携わる者たちの一部は、己の強さを誇り、他者との競争に勝とうとして無益な訓練を続ける。このような「強さを求める競争心」を、生成のエネルギーに転換するのだ。強さを求めて瞑想するのではなく、生成のエネルギーを求めて瞑想する。そうすれば宇宙のエネルギーと繋がることができる。

そもそも我々の体内に流れる氣と、宇宙のエネルギーは同じものだ。宇宙的な規模で心を生成のエネルギーに向ければ、氣は大周天として循環する。その時点で絶対平和となり得る。宇宙的な規模の絶対平和が訪れる。宗教的に解釈すれば、破壊のエネルギーは悪魔のエネルギーだ。生成のエネルギーは神のエネルギーとなる。

人の心は、神から悪魔までの幅を持つ。破壊に魅せられる者は悪魔に魅せられているのだ。神のエネルギーに近づく瞑想、修練となるよう心掛けたい。

瞑想の法則と変性意識状態

長年、瞑想を続けていて思うのは、どうやら瞑想には法則があるようだということである。

初めのうちは「何も考えるな」といわれると、ますます頭の中に次から次へと走馬灯のように妄想が現れて、今晩は何を食べようとか、銀行の残高が足りないとか、今この時に浮かばなくても良い、日常のくだらないことばかりが出てきてしまうのであった。

もう少し日が経つと、今度は「こんなのは時間の無駄ではないか」「何の益があるのだろうか」という不埒な疑念が湧いてきた。そして、ついに諦めて「ただ立つために立つ」「立っていれば良い」と開き直りの境地となり、ひたすら黙々と瞑想をしたものである。

私は瞑想のことについて何の説明も受けないまま、ただ「立て」と言われて、初めから1時間立っていた。何の準備もなく、ある日突然1時間立ったので、当時はおそらく一般人の初心者と同じ、自然な反応だったと考えられる。瞑想を楽しむなどということにはほど遠い。

しかし、ある日を境に心境はガラリと変わる。瞑想している時に、まるで幻覚を見るように、私の身体が感覚的に急に大きくなり始めて、ついには頭、両腕、背中、肩などが壁に当たって、練習場所だった車のガレージいっぱいに膨れ上がった。巨人のように大きくなって、ガレージが子どものオモチャ箱の大きさになってしまった。また次の時には、身体は小人のように小さく縮み、小さな鉛筆のサイズになった。

そんな奇妙な感覚となる回数はドンドン増えていく。しかし、もう一度同じ経験をしようとして瞑想すると、二度と同じことは起きない。また今度はまるでエレベーターに乗ったように上にドンドン上昇していく。次の時には、地球の中心に向かって下降する。どこまで上って下りるのかわからない。怖くなって目を開けると、ただ立っていただけだった。

他の先輩や同輩に聞いてみると、人それぞれに違う体験をしているようだ。このような変性意識状態になった時から、瞑想への取り組み方が変わった。瞑想が面白くなっていた。消極的な関わり方から積極的な関わり方へと完全に変化した。瞑想の後の達成感に加え、汗をビッショリかくようになり、精神は落ち着いた。身体は相撲取りのようになり、脚は太くなった。脳がスッキリして、下半身は重く強く、上半身は軽くて自由自在であった。

こうなった後、瞑想の最中に急に恍惚感を得て、多幸感があり、動きたくても動けなくなった。何時間でもこのポーズを取っていられると思った。今でも覚えている。微動だにしない。瞑想のゴールがこの心境なのだと悟った。

この境地を得るために瞑想すると、氣は自然に身体の中から外に出てくる。脳波がβ（ベータ）波からα（アルファ）波に、短い波長から長い波長に、そしてついには、ほとんど上下のないθ（シータ）波へと変わっていく。トゲトゲしいものから丸くてユックリなものに昇華される。瞑想とこの境地さえあれば、人間は幸せになれると確信するようになった。

あれから30年以上、私は瞑想を欠かしたことはない。30年という月日の瞑想は、決して長くはない。師母は、70年間も弾腿という型をしていたというから、瞑想も70年していたに違いない。師母に比べれば、私などまだ小僧でヒヨッコなのだ。

トラウマ修復とゾーン体験

瞑想の法則については述べたが、もう一つ付け加えなければならないことがある。長く瞑想を行うと、どうしてこんなにも細かいことまで覚えているのであろうかとビックリするくらい、幼い頃のことが頭に浮かんでくる。

私の場合は、母親に火のついた線香を身体に押し付けられた、今でいう虐待であった。もう忘れていたはずだったが、その時の状況がまるで映像に映っているように明瞭に頭の中に蘇ってくる。

このことを私と仲の良い、信頼する中国人の先輩に話すと、「そうなんだ、瞑想は昔の脳に受けたキズを修復する働きがあるんだ」と言う。言われて納得した。いわゆるトラウマが消失する。

続けて瞑想していると、いつの間にか昔の悲しい出来事を、瞑想中に思わなくなった。悲しみが消えて、今この時に専念できるようになる。精神に良い影響を与えるようである。こんなことを言えば我田引水のように聞こえるだろう。だが私の体験を紹介しているのだから、間違いのない事実である。トラウマを冷静に分析できるようになって、判断を誤らない。精神は安定する。瞑想には、こんな効能まである。継続が大事だ。

私の瞑想歴は30年を超えたが、辞めたことも、辞めようと思ったこともない。身についてしまったのだ。瞑想しないと気持ちが悪く落ち着かない。タヒチで知りあったフレンチタヒチアンも、朝早くから瞑想をしていた。ヨガもしていて、私の氣を敏感に感じている。もうすでに仲間・同志となっている。家の空き地に新しく家を建てて、無料で住んで良いと提供されている。日本ではあり得ない、驚くほどに景色の良い場所である。私にはもったいない。

紳士である日本の指導員に囲まれているだけでも奇跡的なことなのに、タヒチでも奇跡的に優しい紳士の道場生にすでに囲まれている。奇跡の連続である。尤氏長寿養生功を長年続けると、こんな奇跡に出会う。私の人生をこんなにも楽しませてくれる。私は私の人生を嬉しく楽しく、幸せに生きている。

戦前、王向斉老師の意拳から「站樁」という言葉がよく使われるようになった。動功としての站樁功（立禅）、静功としての座禅があったが、それら禅の意味と目的に触れておきたい。

私が若い頃に携わった少林寺拳法にも静功、座禅はあったが、中国の意拳のものとは全く異なる。意拳の基礎訓練としての站樁は有名だが、その本質を知る者は少ない。尤氏長寿養生功の站樁は、氣功の根幹を成す重要なものである。その本質は、地球の重力に抗って体重を支え、正中線を整えて、脚腰の筋力を長年かけて鍛錬することである。

站樁をしている間、汗がジワーッと出て身体は熱くなる。1時間ほど站樁をしてから静功、座禅となる。座禅も1時間行うのだが、汗が出た後なのでジッと瞑想すると身体が冷えてくる。そのため、座禅は毛布で身体を包んで行う。特にサンフランシスコ近辺は、朝夜は冷えるので毛布が必要だった。

少林寺拳法の座禅は15分くらいで、圧倒的に短く、少ない。この程度の動功と静功では脚力も鍛えられず、氣を感じることもなく氣を蓄えることもできない。

我々は本格的に訓練する場合、站樁を1時間、座禅を1時間行うので、否が応でも氣は蓄えられ、ついには氣が体外へ出てくることになる。そして体幹と脚力は十二分に鍛えられるのである。大抵の者は瞑想1時間と聞くと尻込みするが、仲間と一緒にすると意外にできるものだ。

そして変性意識状態、神秘体験を経験する。そうなれば、しめたものだ。いわゆるゾーンに入るのである。

ゾーンに入ると、身体は微動だにせず、1時間でも平気なものである。座禅も同様で、こんなことばかりして一体何になるかと半ばヤケクソになるが、そんなことで挫けてはこの氣功の効果、魅力を体験することはできない。なぜ先人が、この過酷な訓練を10年、20年、30年とできるかといえば、このゾーンに入っている時こそ、楽に長い間立っていられ、身体が癒やされることを経験するからだ。

私自身、何度もゾーンを経験したことがある。しかし毎回の練習で同じ感覚のゾーンを経験しよう、味わおうと期待すると、何も起こらない。同じことを期待してはいけないということを学んだ。人間には身体と精神のバイオリズムがあるからだ。虚心坦懐に取り組む姿勢が大事なのだ。決して楽な訓練ではないが、一旦効果があると知ってしまうと、訓練はやめられない。

この神秘体験、ゾーンを経験した後は、練習をやめてはいけない。昨日の自分と今日の自分が微妙に違うことが如実にわかる時がくる。その前にやめてしまっては元も子もない。自分の前に立ち塞がる厚い壁を打ち破っていかなければ、前進はできない。自分の中の傲慢や怠惰を打ち負かしていくのだ。

瞑想で得られる満足感、安心感は得も言われぬもので、決してカネで買えるものではない。

密教の瞑想としての站樁功

日本に帰国してから、周りの状況を調べてみると、孤独な高齢者や若者、子どもたちなど、孤独を感じている日本人が多いように思う。

これは私が経験したことだが、尤氏長寿養生功の基礎訓練である瞑想を学ぶと、孤独という感覚は消えてしまう。目を閉じていると、目から入る情報は遮断され、自分の手に氣の感覚をハッキリと感じるようになって、それだけで氣の訓練ができる。氣功の上達が早まるのである。自分の身体の中での感覚がより敏感になるので、寂しさや孤独感は消えてしまう。

自分の周りに一種のアンテナが張り巡らされ、体外の情報がより鮮明に入ってくる。自分という個人を意識するようになり、新しい人生が、二度目の人生がスタートする。新しく生まれ変わるのである。

氣が実在して、我々の人生の中で大変重要なものであることが理解できるのである。人生をより哲学的に考え、自分の中で眠っていた、本当にやりたいこと、無理だからと諦めていた願望と対面するのである。そして、それらに対しての努力を惜しまないエネルギーが、心の底からフツフツと湧いてくるのである。顔の表情や身体は若返り、周りの友人や知り合いが、「最近、変わったね」とか「若返ったね」と言い始める。人生は変わり、孤独感などはなくなってしまう。学ぶこと、感じなくてはいけないものは、まだたくさんあるのだ

以前、格闘技雑誌であったか、「站椿は根性で立つ」と書かれた記事があった。もちろん間違いである。地球の磁気が北極と南極の間に流れているように、人体にも氣が流れている。站椿で長い年月立つと、人体を流れる氣は増大して、その流れは早くなる。医学的な意味合いでは、血流が30パーセントほど良くなるのである。これは私が血流計を使って検証している。

站椿の本当の意味は、武術で用いる氣の養成である。氣は人体活動の源なので、武術だけでなく、他の様々な分野に使えるのである。このことは、私がテレビ番組の中で証明している。決して、根性や精神養成のためにあるものではない。

尤老師は、ドイツに留学もした医師だったので、意拳の站椿が健康長寿に有効であることを確認して、武術家の立場より医学的な立場から研究し、瞑想に特化しているチベット密教に站椿の深化を求めたのである。

站椿は立つ瞑想である。尤氏長寿養生功として確立された時から、站椿は武術から健康長寿へと方向性が変わったのである。その内容は現在、氣功として日本の太田氣功道場に伝わっている。

意拳の基礎訓練は、そのままに太田氣功道場の基本として残っている。また尤老師の奥様である欧陽敏師母は、楊氏太極拳の名人でもあった。私は太極拳の柔らかさも身につけて今に至っている。だから尤氏長寿養生功の站椿功は、意拳、形意拳、太極拳をミックスして密教の瞑想に特化したものになっている。背骨の曲げ方、手指の曲げ方、足裏の体重のかけ方などの口伝が伝わっている。

最初の站椿功

最初の站椿功の時に、私は生まれた頃からこれまでの様々な出来事が、時系列に従って走馬灯のように浮かんできた。

站椿功が終わり、トイレの鏡で自分の顔を見て驚いた。額に青筋が立っていたのである。怒りであった。この氣功に出会う前、私の中には相当な怒りがあって、そのはけ口がなかったようだ。それが站椿功で瞑想したことによって、深層心理の中から湧き出てきたようだ。念のため、私の妻に站椿功の時に何が頭の中に浮かんだか聞いてみたところ、食べ物のことが出てきたと言った。人によって違うらしい。

私の怒りを分析してみたが、幼い頃にいじめられ、小中学生の時に教師から理不尽な体罰を受け、高校、大学の学費が足りず、バイトの毎日を送ってきたことの意味や、何のために生まれてきたのかなど、相当に哲学的なものであった。出会った人の死などもあった。最初は何の説明もなくさせられたので、戸惑い、どのように処理すればよいのかわからなかった。

今では「何を求めて生きるのか」という深い瞑想だったと思う。今の心境として、どう生きてどう終わらせるのかが、そろそろ見えてきた。

貧富貴賤の境遇は、我々には選ぶことができない。その境遇から抜け出し、理想の自分に到達するためには、幼い頃から準備しなければならない。私がそうである。頭は良くないのでコツコツ勉強する。思えば荒れ地の開墾のようなものである。今でこそ土地にクワがよく入って、収穫できるほどに均されているようだ。

別に武術や氣功を職業にしようとしたことはない。自然の流れでそうなった。土地の開墾と同じで、良い土を作るには、作物が育てられるようになるまで耕すのである。人生とはそんなことではないだろうか。若い時には荒れ地を耕すように、身体を傷つけながら、岩や石ころを取り除く作業が必要だ。そして、どんな作物が穫れるかを色々と試してみる。そのうち一番効率の良い作物が穫れて、少しずつ生活も楽になる。

やがて子どもも大きくなって、子どもに教え、アドバイスして、さらに土地を広げる。今、私はこんな地道な作業が人生なのだと実感している。今は収穫の真っ最中である。私の子どもは道場生に育ち、少しずつでも手を広げて、新たな大地を求めて外界に目を向け始めているのである。

一人の人間が何か伝えて、やがて伝えられた人間が、また次代に伝えて伝播していく。希望の光が見えてくる。燈火の拡大である。最初の站樁功から30年、長い間の瞑想によって、怒りという荒れ地は開墾されて静まり、開墾後の土地に植えた作物を分け与える季節になっている。瞑想を次の世代にバトンタッチするのである。

私には希望がある。私の子どもたちが、手渡されたバトンを次の世代に渡してくれることである。それは希望の光である。次世代の日本の子どもたちがつまずかないように、暗い世の中を照らす光である。

私の妻のように順風満帆に育てられて脳（記憶）に傷がない人は、站椿で最初に頭に浮かぶのは、食べ物のことだったりするのだろう。私の脳はあちこちに傷があったと思われる。しかし瞑想は、こういった傷をパッチワークしてくれるのである。そして、やがて脳から傷が消えて、瞑想時には何とも言えない安らぎの時が訪れる。いつまでもそこに留まっていたいと思わせる体験である。この安らぎは、どんな金品でも購うことができない。人によって違うこともあると思うが、少なくとも私にはそう思われる。

なぜ、禅僧や覚者が瞑想を重視していたのかが、身をもって理解できたのである。だから金品にはあまり執着していない。もっと貴重なモノを知ったからだ。人間を向上させるのに不可欠な行為なのだ。尤老師はこのことを体験したに違いない。

強さを競うことに重きを置いて武術を修練することは、人間の行為として、さして重要なものではないと悟ったのである。ここに尤氏長寿養生功の面目がある。尤氏長寿養生功の瞑想と訓練は、日本の精神界と武術、芸術の分野に多大な影響を与えることができると私は信じて疑わないのである。

丹田に氣を降ろす座禅

立禅で溜められた氣を、身体の隅々まで巡らせることが座禅の目的である。日本の禅は悟りへの手段となっているが、尤氏長寿養生功ではチベット密教の瞑想を融合して、健康長寿への手段となっている。

立禅の後の座禅はあまり汗をかかない。そして、立禅同様に無心になる。座禅では、変性意識状態になることはないようである。重心が低く、氣が静かにゆっくりと全身を巡るからであろう。

アメリカのマサチューセッツ大学医学部で開発されたマインドフルネス・ベースド・ストレス・リダクション（mindfulness based stress reduction）は、チベット密教の瞑想を基本に開発されたのである。しかしマサチューセッツ大学で開発されるずっと前に、尤老師によって、この瞑想は尤氏長寿養生功に取り入れられていた。その先見性は、尤老師が武術家であると同時に、ドイツに当時留学して最先端の医学を学んだ医師でもあったからである。

禅やヨガと立禅（站樁功）の決定的な違いは、立禅の源流が中国の意拳だということである。

動の禅によってダイナミックに培われた氣を身体の隅々にまで巡らすには、単に座って瞑想するだけでなく、縦横無尽に巡った氣を落ち着かせる必要もある。それほどに立禅は強力な氣を発生するのである。中国最強といわれた意拳と、当時の最新医学とチベット密教の瞑想が理想的に融合した健康法が、尤氏長寿養生功なのである。

動と静が調和することで、さらに強靭な氣の養成となる。ここまで専門的に立禅と座禅について述べたことはない。尤氏長寿養生功で通氣になった後には、座禅が主体となる。座禅によって氣、精神を落ち着かせて、今まで培ってきた氣を全身に巡らせて、氣を絶えず丹田に降ろしていることが求められる。

このことがあって、入門当時から30年以上の間、座禅は私の日課となっている。そのせいか、病気をしても、大ケガをしても、奇跡的に治りは早く、重い病体にはならない。氣功の効果を、私自身が体験しているのだ。膝の障害を持つ今でも、椅子に座って道場生を勁・空勁で投げ飛ばすことができるのは、尤氏長寿養生功の訓練法を習得し、休むことなく実行してきたことによるものである。訓練、修練はウソをつかない。

第4章

「武医一如」の氣功法

武術は健康長寿の道

古来、武術は戦いに勝つ、相手を殺すための手段であった。医術が発達していなかった当時は、武術家が医術も行って、武と医は同じことという意味で「武医同術」「武医同源」「武医一如」という言葉も生まれている。武術も医術も氣を用いたからである。

人を叩けば、警察に引っ張られる現代では、戦いに武術は使えない。殺人のための武術は無用となった。では何のために訓練をするのであろうか。私は半世紀の間、武術の修練に携わってきたのであるが、現代においては、殺人ではなく活人のために訓練して、平和の礎となるように努力し、修練に励むという姿勢を持たねばならない。そして真の武術は医術にも通じていなければ、ケガをした道場生を助けることはできない。

現代の武術家は、よりたくさんのことを学ばねばならぬというのが私の考えである。私は自分のことを武術家とは思っていないし自称もしていないが、武術と医術に通じているという点では武術家である。また真の武術は氣の修練が必須で、内面のチカラを修練することで、武術の究極に到達できる。神技を体感する。武術に長く携われば、必然的に氣に到達するものだからだ。そして武術をより高く、より深い極みへと誘う。

日本人は、芸術やスポーツに「道」をつけることが通常のことである。武ならば、武道、柔道、空手道、人ならば人道などである。これは、自分がしていることに精神的支柱を持たせようとする、日本人のまじめな性癖から来ているものと思われる。道の中には「人生を歩む」の意味も含まれているだろう。

特に武道の場合、人格を磨き、人間完成を目指して修行するという意味もある。昔なら、人を殺すことができる日本刀を腰に差すので、その責任は重かった。現代では命のやりとりをする武術・武道はないので、余計に人格形成や心の修行が主たる目的となるだろう。

しかし現代の人に「武術・武道にどういったイメージを持っているか」と問うと、まず十中八九、戦闘術あるいは競技スポーツや運動という答えが返ってくるだろう。○○大会で勝利し、トップを目指す。もちろん他の選手が全員負けなければ、トップには立てない。そんな時に相手を思いやる余裕などないし、相手のことなどは気にかけていられない。こんな余裕のない考え方では、とても共存共栄などという心は育たない。

我々の尤氏長寿養生功の修行体系には、試合もなく、倒すべき相手もいない。唯一敵がいるとすれば、それは自分自身の中にある傲慢、怠惰、相手を思いやらない競争心、長年生きるうちに育てたコンプレックスなどの、歪んだ心や考え方だ。

殺伐とした心の中のエネルギーが負の連鎖を呼び、哀れな結末となるのは当然の理だ。そのように武術・武道に携わる者の末路は哀しいものだと思われる。

自分の欠陥を隠すために、人の手が届かない神仏の権威を隠れ蓑にしてしまう者もいる。武術・武道の高圧的なイメージでは足りないくらいに自分の欠陥が大きいからだろうか。何とも問題のある世界ではある。

ある武道の高段者は、高段位の指導者とされながら、後輩を自分の利益や都合のために利用して、無理難題を押し付ける。またある武道の指導者は、私が恵まれた環境でやっていると、嫉妬して、それらを見苦しく奪う。中には自己の贅沢、利権のために師匠を裏切り、紳士的で従順な道場生を裏切って平気な顔をしている者もいる。彼らは何のために武術・武道を習得したのであろうか。どう考えてもわからない。疑問ばかりが残る

我々の最終目的は健康長寿だ。ここに辿り着くまでの修練、修行体系が武術の基礎訓練だ。しかも修行の中身の9割までは瞑想で、残りは筋力トレーニングだ。長年修行して、結果として武術家の技術と身体ができ上がり、健康長寿を手に入れる。

こういうシステムなので、相手と自分のどちらが強いかということで争うことはない。いわ

ゆる格闘の世界ではない、格闘や争いのない武術といえるだろう。武術家としての技術ができる頃には、武術家の究極の身体である上虚下実ができ上がる。そこまで到達すると、彼我一体の境地を体感することとなる。上虚下実も彼我一体も、武術・武道の到達する極意、最高到達点だ。

日本には、様々な武術・武道があるが、我々が提唱する突きも蹴りもない新しい武術のコンセプトを、現代の日本人に紹介したいと思う。このコンセプトは日本人が持つべき新しい哲学、武術体系となるのではないかと考える。

この氣功武術は、始めるのに年齢性別は問わない。70歳、80歳の高齢者が修練をスタートしても、基本的には立って、座って瞑想することだ。あとはケガのない足腰の筋力トレーニングだ。相手をケガさせることも自分がケガすることもない。上虚下実、彼我一体で、競争する相手もいない。絶対平和の世界なのだ。日本人の武術的歴史と縄文時代以来の精神文化を精査するとき、この境地は辿り着くべくして至った境地で、これからの日本人の生き方にも影響するものと考える。

私の場合、幼少の頃からひ弱で病気ばかりしていたので、心身ともに強く鍛え上げたいと願って、武術・武道を習いたくてたまらなかった。しかし医者から体育や運動を禁じられていたので、それが叶わなかった。やっと武道を習うことができるようになった時は、嬉しくて嬉しくてたまらなかった。

それから何年か経過し、強健な身体ができ上がって、病気も一切しなくなった。精神的にも忍耐力がつき、何にも挫けない心もでき上がっていた。これまでの人生で何回も逆境に陥ったが、別に慌てることもなく、絶体絶命と思われる時も難なく抜け出すことができた。越えられない逆境はないと確信できる自分自身を築き上げられた。そして人との関係も、利害関係ではなく、心と情の繋がりで成り立つものだということが確信できた。これが我々の道場の哲学であり、共存共栄、共生も、こうした経験から生まれたものである。

武術氣功から医療氣功へ

尤氏長寿養生功は意拳を源流としているので、その基礎訓練は武術的で、脚腰を鍛えて、その結果として筋肉が鍛えられて健康と長寿が可能となるのであるが、どうしても意拳のイメージが強く、強さを求めて、自己の権威を強める意識を持って集まる人が多い。

しかし尤氏長寿養生功は、目的を武術氣功から医療氣功へと転換したのである。私も師母から最高最強の武術としての訓練を授けられたので、日本にこの氣功を紹介した時には習ったままに教えていた。だから、今よりも武術を基本とした氣功の教授をしていたのであった。

現在では、尤老師の真意を汲み取り、医療氣功へと転換して基本訓練も医療的な要素を取り入れ、東洋医学の叡智を散りばめている。日本の医療費を抑えることを目標に、誰でも簡単にできて健康長寿に繋がる運動とストレッチや瞑想を独自に開発して、氣功道場を運営しているのである。

東洋の叡智は、昔も今もその効果に変わりはない。日本のみならず、海外の国々も医療費削減という共通の課題を抱えている。私は尤氏長寿養生功が、その優れた基本功と勁・空勁のワザで、日本と世界を変えることができると確信している。

人々の意識とライフスタイルを変革して、より健康になることで長寿になり、医療費削減を達成して、世界の人々が幸せな老後を送ることができるようになれば、私が尤氏長寿養生功を日本と世界に広める甲斐があるというものである。その目標を達成する道のりは、とてつもなく遠く果てしないだろう。だが、私はすでにその道を歩き始めている。

どんな道でも一歩目から始まり、目標の地まで歩き続けるしかない。私の鍼灸の技術は、尤氏長寿養生功で培われた氣によってパワーアップして、治療の成功率が極端に高くなっている。氣は武術のワザをより効果的にするだけでなく、医療技術の効果をも増してくれるのである。武医一如といわれる所以である。

私は武術を習った後に、東洋医学の鍼灸を習得した。鍼灸のライセンスを取得した年に尤氏長寿養生功の修行を始めたのである。真剣に求めていると出会いは必ずある。真剣にごまかさずに自分の夢の実現のために努力していると、必要な人との出会いは用意されるのである。

衆敵空勁

武術・武道の大目的として、少なくとも日本人が目指すべきことは、心の豊かさを持つことだと私は思っている。これは私が半世紀の長きにわたって武術・武道に携わって得た結論である。

勝った負けたの勝敗にこだわり、いい年をして「あいつは弱い、俺は強い」という低レベルなことをやっている者もいる。何のために武術・武道の修行をするのか考えたことすらないであろう。尤氏長寿養生功は、中国武術から派生した氣功武術ではあるが、人類に貢献する内容を持つと確信している。

過去に私が夢中になり、アメリカにまで行って普及しようとした少林寺拳法には、拳と禅は表裏一体であるという「拳禅一如」の教えがあった。その後、私は思うところあって少林寺拳法を離れ、尤氏長寿養生功の門下に入り、本物の中国武術の中の核ともいえる尤氏長寿養生功の習得に努めて、今その円熟期を迎えている。その境地を一言でいえば、武医一如といえよう。

初対面の身長2メートルを超える巨漢を、触れずに空勁で投げ飛ばして、痛みや中毒の患者を初回1回の治療で成功する。中国では、本物の武術家は伝統中国医学の医師でもあったとのことである。私は日本では、法的に鍼灸治療ができないので、タヒチの地において武医一如の境地を遺憾なく発揮している。タヒチの巨人を投げ飛ばして、生まれて初めて会う患者の治療を初回だけの治療で成功させている。

私の今の心境を一言で表すならば、「幸福」である。人間はこの世に生まれて、何を目指すのかといえば、「幸せになる」ことしかないであろう。以前の私なら、人間は幸せになることはないと断言しただろう。しかし今の私は、人間は幸せになれると断言する。幼少期に母親からの虐待を経験し、成長しても女性に対して不信感を抱き、所属していた武道組織の不合理性に失望して去り、全く白紙になっていた時に運命の出会いがあったのである。

それ以来、私は直感を信じて過酷な訓練に耐え、実力を認められて師母のトップの弟子となって、この氣功の教授を許可された。

人間には不可能を可能にする能力が、生まれながらに備わっている。持てる力の全てを駆使して全身全霊で修練すると、氣が養成されて、目標とするところまで自分を引き上げることができる。尤氏長寿養生功は、健康長寿になる以外に人間の潜在能力を開発できることを私は発見した。秘められた能力に気づきもせず一生を終える者も数多くいるに違いない。それはもったいないことだ。

氣功を我がものにしたい者は、私に続いてほしい。ホンモノとはどういうものか教えよう。今の私には自信がある。このまま埋もれさせたくない。世界に私のワザを示して、その真価を問いたい。

尤氏長寿養生功にだけ存在する、数多の敵と触れずに闘う衆敵（しゅうてき）（多数の敵）空勁というワザがある。敵の数は関係ない。全員が私の氣と繋がってさえいれば、10人、20人、あるいは100人であっても、一度に投げることができる。

衆敵空勁

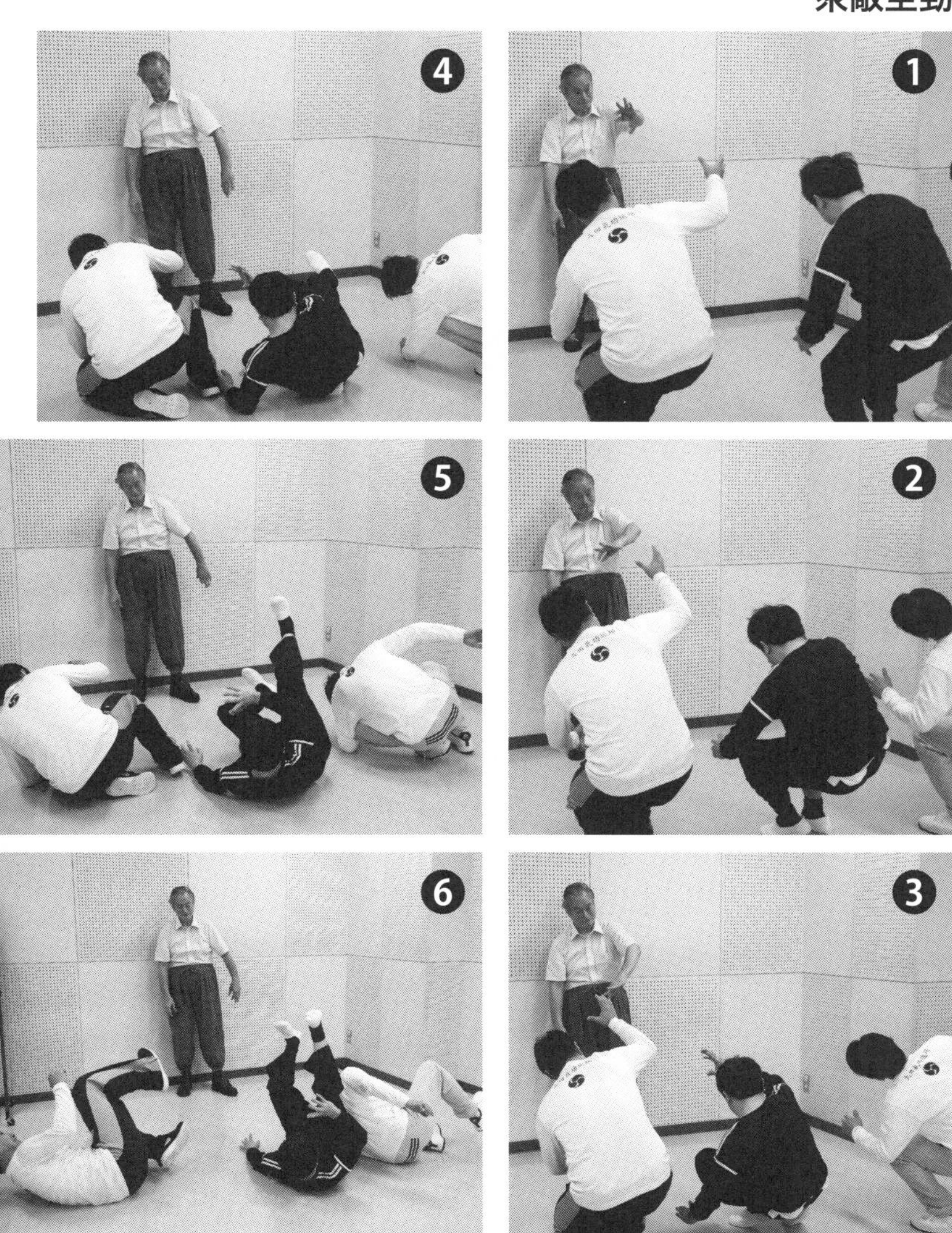

多数の相手が同時に掛かってくるのに対して空勁を行う。同時に多敵を相手にする技術は合気道などにも存在するが、これを相手に触れずに行うのは尤氏長寿養生功だけである。

今はまだ道場生の数が少なく、何百人という数の上級者がいないからできないが、ある一定数の上級者を養成できた時には、世界一多くの敵を触れずに空勁で投げるワザとして、衆敵空勁をギネスブックに登録してもらいたいと、私は考えている。世界一の空勁のワザを持つ尤氏氣功が、世界一となって当然である。

衆敵を投げ飛ばす練習は、日本の合気道で見る機会があるはずである。合気道の場合は、相手に触れて、投げる勁を作っている。これを衆敵闘法というが、我々尤氏長寿養生功では触れずに投げるので衆敵空勁と呼ぶのである。

氣の補と瀉

日本で尤氏長寿養生功は、私が30年ほど前に氣功としてテレビで紹介した。当初は氣功と武術の両側面を紹介しようとしたのだが、意拳の勁と尤氏長寿養生功の空勁があまりに強烈でテレビ受けしたので、武術的な側面だけが一人歩きしてしまい、健康長寿の養生功の部分は見逃されてしまった感がある。

創始者の尤老師の本意は、意拳の武術的な勁を極力排除しつつ、意拳の基礎訓練は修行の大部分として残すというものであり、その大目的は健康長寿の達成である。私は欧陽敏師母に30年間、寄り添うように一対一の教授を受けて、その真髄である意拳の基礎訓練と尤老師の空勁を、日本人として唯一、習得して受け継いだのである。

氣は原子力エネルギーのようなものである。尤氏長寿養生功には、尤老師の「氣は戦いのためではなく、平和のために用いる」という医師としての考えが強く反映されている。そのため名称も長寿養生功とし、意拳とは呼んでいない。勁・空勁の裏に潜む氣の用途を、平和目的の健康長寿に向けたのである。

鍼灸には、補瀉（ほしゃ）という考え方がある。患者の氣が不足している時に補うことを「補」といい、余りある時に吐き出させることを「瀉」という。氣が過不足なく、経絡内を流れるようにする鍼灸師の技術を指す専門用語である。しかし、これを実践している鍼灸師は少ない。氣をコントロールする技術を習っていないからだ。

鍼灸大学の氣の講義では、氣が経絡を流れ、氣血の滞りが病気の原因であるということは習うが、氣そのものについては何も教えてくれない。私がサンフランシスコの鍼灸大学に行った時もそうだった。卒業して中医の免許を取った後に、尤氏長寿養生功に出会いがあって、初めて氣というものの存在を目の当たりにしたのである。

氣は実際に存在して、氣で人間の身体を動かし、投げ飛ばすことも可能である。衝撃的な出会いであった。それからは寝食を忘れて訓練研究した。30年経った今では、鍼を打つ時に「補」と「瀉」が簡単にできるようになっているし、鍼を使わなくともできる。鍼は道具であって、氣功を充分に学ぶと道具を使わなくても治療ができてしまう。

東洋医学では、道具である鍼よりも氣が重要で、氣がなければ治療はできないものであることを、私は尤氏長寿養生功を学んで知ったのである。それほどに氣は東洋医学の根源となるものなのである。氣を知らない、使えない東洋医学の治療家や武術家は、発声法を知らない歌手のようなものである。重要な基礎がない者が治療して、武術を教えるようなものである。

氣を使えるようになるには長年修練しなければならないが、一旦習得してしまえば、どんな時でも簡単に使えるようになる。私の経験では、一心不乱に毎日針の穴を通すような訓練をして初めてできるようになる。そこまで昇華されたワザは世界に通用するレベルとなり、世界の武術家、武道家が大いに興味を持って、習いたいと連絡をしてくる。

正食とは

生老病死は仏教でいうところの四大苦である。この世は苦しみの連続である。生と死は我々には如何ともしがたい神様の領域である。しかし、私は毎月の講習会で、「老と病は人間のチカラと努力によって何とかできる、遅らせることができる」と説いている。

老と病を少しでもコントロールできるのが氣功である。私が師母から習得した尤氏長寿養生功は、その類い稀な武術の基礎訓練とチベット密教の瞑想法との合体によって、絶大な効果を発揮して老病が進むスピードを極力遅らせることができる。このことによって、東京の目白醫院の治療が驚異的な実績を上げているのである。

医師より余命宣告を受けた患者がその年月をはるかに超えて生きたり、太田氣功道場に来て、他の道場生に負けないジャンプをしてみんなを驚かせている。つまり、氣功は少なくとも、四大苦のうちの老と病の二つには何とか対応、コントロールできている。まさに氣功と瞑想の真骨頂である。

この世に生を受けた限り、誰しも死が訪れるまで元気に健康で生きたいと願うだろう。師母は100歳を優に超えて、若い道場生を触らないで投げていた。私は二度の大病を克服した。大怪我をした左脚も、奇跡的に回復し始めている。この事実をどのように見られるだろうか。私は日本に帰国して、この氣功を教授できるだけで幸せである。そしてケガが治り始めて、さらに幸せになっている。

健康長寿のためのメソッドは数え切れないほどあるだろうが、私が提唱するのは「正食」「正体」「正想」の三つである。この三つのやり方を学ぶと健康で長寿になれると私は思っている。

一つ目の「正食」は、白米を避けて玄米を食べる。世の中、食についての説は星の数ほどある。私がここで述べるのは、正食のことである。正食とは、歪みのない食事が健康に良い影響を与える。

玄米菜食は、「食制」を提唱した今は亡き井上先生が力説していた。井上先生は、徳島で薬局を営んでいた大本教の信者で、様々な難病を食事だけで治していた。私も何度か治療していただいた仁医の先生であった。戦争末期、海軍兵学校に入学し、剣道の達人でもあった。

私は井上先生から教えを受けて、玄米おにぎりとヒジキを毎日のように食べたものである。井上先生にお会いする前から、私は肉食を排して玄米菜食はしていたのであるが、先生にお会いして以降、玄米菜食に拍車がかかった。お陰で95キロあった体重も10年で62キロまで落ちたのであった。

しかし日本に帰国してからは、白米も肉も食べるようになった。体重もまた少し増えたが、体調はすこぶる良い。あまり体重が増えると身体に良くないと思い、野菜をたくさん食べると体重はすぐ落ちて体型もスリムになる。体重、体型に関しては自由自在なのである。

重要なのは、次の日の排泄を考えて食べるということである。足し算だけでなく、引き算も必要だ。腸に便を溜めない。外食の場合も最初に野菜を食べることである。それだけで大分違う。

玄米は白米よりも食物繊維が豊富で、胚芽がついているので栄養価も高い。唯一ビタミンCがないので菜食で補う。私は以前、身長170センチに対して体重が95キロあった。元相撲取りの舞の海と同じ体格であった。オーバーウエイトだと思い、減量した。この時に井上式食制を実行した。

野菜を中心に玄米を毎食食べる。排便の量が多くなって、少しずつ体重は減っていく。身体が軽くなると、氣がもっと出てくる。もっと氣を強くしたいので、ストイックに玄米菜食を進めた。約3年で10キロほど体重が減り、体型が変わった。10年続けて62キロになって以前の服は全て捨てることになった。体調はさらに良くなり、体重が少々増えても玄米菜食という強い味方がいるので、外食は普通に何でも食べた。

私のように高齢になると、体重のコントロールは難しい。井上先生は80歳を超えていらしたが、小柄でも握力は抜群に強く、短パンからのぞく膝は光を反射してスベスベで、とても80歳の老人には見えなかった。

大本教の信者は、一様に若く見えるご老人が多い。そして話が面白い。それはさておき、玄米菜食を長い間続けると、私のように身体の調子と体重、体型の維持は大変楽になる。

菜食は根菜が主となる。東洋医学的な説明では、地下に実る根菜は、身体を温める「陽」の野菜である。また繊維質は便を促して体重を減らす。夫婦で鼻炎の治療に来た患者は、夫婦共にお相撲さんのような体型だった。鼻炎が治ると、今度は減量の治療を頼まれた。私の言うことを守れば痩せることができると言って、減量が始まった。

玄米菜食を勧め、耳のツボに鍼を置く。この夫婦は日本食が大好きで、玄米菜食が気にならない。どんどん痩せて、あれだけ出ていた腹は凹んで、1年後には夫婦で合計150ポンド、75キロ減量したのであった。アメリカの薬品会社の重役で、その後ヘッドハントされて、今はスイス在住で、フランスのパリに出かけては、フレンチファッションを二人で着こなしていると連絡があった。減量を考えている方は、ぜひお試しあれ。

正体と正想

「三種の神器」二つ目の「正体」は、均整の取れた身体という意味である。自分の体を鏡に映して見ると、右肩が上がっていたり下がっていたり、右腰が上がっていたり下がっていたり、身体が歪んでいる人がほとんどである。骨格に歪みがない人は非常に稀だ。

この左右のバランスを取る。食と体を正すだけでも健康になる。歪みを是正すると、病体は快方に向かう。ほとんどの人は歪体になっている。日々の生活の中、様々な原因で背骨と骨盤が歪んで病を引き起こす。あるいは病になって身体が歪む。私は食事、身体、想念の歪みが病の原因であると、これまでの治療の経験を通して気づいていた。

歪体を正体に戻すことは、そんなに難しいことではない。正体に戻した途端に、痛みや病気が治る場合がある。治ってくると、歪んだ身体は正体に戻って、綺麗な姿勢になる。

三つ目の「正想」とは、正しい瞑想のことである。簡単に瞑想というが、まず正しく教えることができる名師を探さねばならない。

氣が神のエネルギーとすれば、この三つのことは神に繋がり、そのエネルギーをいただく手段ではないか。そのうち最も大切で難しいものが瞑想であろう。正しい師を選び、正しい瞑想を行わねば神のエネルギーには到達ができない。瞑想は神とのコミュニケーションである。

食、体、想は相互関係にあり、密接に繋がっている。正体になると正食になり、正食になると正想となる。また逆に、正想になれば正食となる。正食になると正体となる。どれか一つだけで劇的に回復することもあるし、正食・正体・正想の全てが必要な場合もある。とにかく歪みを正すことが重要だ。

ここでいう「想」は「想念」の想だが、人は様々なストレスを受けながら成長する。時には脳に傷を受けるような大きなストレスが、トラウマになることもある。ほとんど全ての人間が、何らかのトラウマを抱えていると言っても過言ではない。

密教の影響を受けた尤氏長寿養生功の瞑想は、長く修行するとトラウマによって傷ついた脳をパッチワークしてくれる。怒り、悲しみ、後悔などで傷ついた心を癒やしてくれる。瞑想時には涙が流れ出ることもある。長年の修行のうちにそんな経験を積むと、いつの間にか、怒り、悲しみ、後悔も消え去って、感情を排して瞑想できるようになり、遂に至福な時が訪れる。

この時の喜びは、何とも言えない安らぎを覚えて、いつまでも瞑想したまま、その場にいたくなる。脳内にドーパミンやオキシトシン、ベータエンドルフィンなどの脳内ホルモンが大量に出て、脳の傷を癒やすのである。

ドーパミンやオキシトシンは、人間を幸せにしてくれるホルモンとしてあまりに有名である。歪みがあろうがなかろうが、瞑想を日課として行うことで、利益をもたらして、健康体になり、心理的に落ち着き、いつも物事の判断を誤らず、毎日を幸せに過ごせる。良いことづくめなのである。

尤氏長寿養生功では、瞑想の他にジャンプの激しい訓練もある。筋肉を鍛えて、心、精神も一緒に鍛える心身一如の画期的な修行法なのである。私は30年以上修行して、幸せな毎日を送っている。贅沢することはない。しかし少ないお金の中で、精一杯人生を謳歌して楽しんでいる。何をしても、何を見ても、何を食べても、楽しく、嬉しい。自然と笑みがこぼれる。そして、何よりも氣功の仲間がいる。その仲間も、ありがたいことに一人ずつ増えてきている。

脳神経と運動神経

最新の医学では、瞑想と運動が健康に大きな貢献をすることを解明している。瞑想も運動も、東洋文化としての武術においては、昔から当たり前に行われていることである。その瞑想と運動の結果、脳内に神経伝達物質（neurotransmitter）と呼ばれる、身体の調子を整えて健康を取り戻すホルモンが多量に出ることがわかってきた。

クスリを飲まなくても、身体の健康を取り戻せる方法が生み出されつつある。食事についても研究が進んで、「この病氣にはこの食べ物を」という食餌療法も解明されてきている。このままいけば、処方薬としての処方箋に「瞑想何十分」「運動何十分」「この食べ物を1日3回何グラム」と処方される日が来るかもしれない。革命的な治療が我々を待っているだろう。

アメリカでは、名医といわれるドクターがテレビに出演して、この病氣にはこの食べ物が良いと言うようになってきた。面白いことに、身体に良いといわれる、名医が勧める食べ物は、ほとんどが沖縄を始めとする日本の食べ物である。そのうち、瞑想と運動も名医が勧める療法として取り上げられることであろう。すでにうつ病の特効薬として、チベット密教の瞑想がマサチューセッツ大学の医学部で研究され、処方されている。

何百年も前の中国武術を基本にチベット密教の瞑想を融合させ、氣功の中に瞑想と武術の基本訓練を運動として取り入れている尤氏長寿養生功は、楽しみや生き甲斐となるような内容であり、生涯教育になっている。楽しみながら、瞑想と運動を続けて健康と長寿を全うできるのである。

30年間、尤氏長寿養生功を毎日欠かさず修行訓練してきた中で、実に様々な発見があった。中でも最大の発見は、站椿功と座禅による脳神経の開発と、尤氏長寿養生功の基礎訓練による運動神経の開発は、実は同じことであるということである。これは真理ともいえるモノだろう。

この二つの訓練法は、脳神経と運動神経を完全に結びつける修行法であると、私は認識するようになった。筋肉細胞の中の筋紡錘と呼ばれる受容器には、電気信号を通じて脳神経に伝える働きがある。脳神経がこの回路を使って筋収縮を起こさせるのだ。1000分の1秒という速さで脳と筋肉が反応するのである。

私はこの事実と尤氏長寿養生功の基礎訓練法を照らし合わせると、全ての分野の運動活動に応用が可能なのではないかと考えるようになった。

私は私の発見を、生涯をかけて実証しようと思う。もう一度家族を作り、子どもたちを尤氏長寿養生功の基礎訓練法によって鍛え上げて、彼らにオリンピック選手になってもらうことで、私の説を実証したいと考えている。

西洋人との身体の大きさの差は、鍛えられた筋肉で補えば埋められる。幼少時から瞑想と運動で鍛えれば、運動のみならず学業でも成功すると確信している。つまり文武両道が可能となる。筋肉を鍛えることは、脳を鍛えることになる。運動も学業も、脳神経の働きなのだ。私はこの説を必ず実証してみせる。

まずは身体の浄化

尤氏長寿養生功の修練の最初の目的は、浄化(cleansing)である。もちろん宗教ではないので、心の浄化ではなく、まずは身体の浄化に重きを置く。

私は、今でこそコーヒーやお茶を毎日飲んでいるが、サンフランシスコの道場では湯沸かし器が用意されていて、練習の時には、いつも白湯(さゆ)を飲んでいた。お茶やコーヒーを飲む者にとっては味気ないと思うかもしれないが、毎日汗をかいた後に、水分補給と身体を冷やさない工夫なのである。慣れると白湯にも味があって、段々と美味しく感じるようになる。

一度スペインで講習会があって、私が白湯を飲むように勧めると、リーダーの英国人が「中国ではお茶やコーヒーが高いので、貧乏だから白湯しか飲めないのだ」とバカにした僭越な態度で知ったふうなことを言っていた。

白湯は、肝臓をはじめ臓器をクレンジングする。今では、日本でも白湯を飲むことで身体をクレンジングできると言われ始めている。私はもうコーヒーとお茶を飲むのをやめようと思っている。コーヒーは二人目の妻と一緒になってから飲むようになった。元々コーヒーは好きではない。これからは修行時代を思い出して、白湯を飲もうと思う。コーヒー豆とお茶の葉に使うお金もセーブできる。健康になってお金も貯まるのだ。

私が尤氏長寿養生功の修練で最初に站樁を行った時は、やたらとゲップとオナラが出た。最初のうちは恥ずかしくて遠慮がちにしていたが、隣の先輩が遠慮なくしているので、やがてゲップもオナラも日常的なものになっていった。汗とゲップとオナラは身体の毒素を出して、3年ほどで明らかに肌はツルツルスベスベになり、実年齢よりずっと若く見られるようになっていた。浄化されていたのである。

氣の効果を確認した後は、瞑想は毎日の日課となって、なくてはならないものとなっていく。もっと上達して、もっと内面を開発したらどうなるかという興味が湧いてくる。そこから先は宗教的な行となっていくのであろうが、これはあくまで氣功なので、健康長寿が目的であって悟りを開くことが目的ではない。しかし、瞑想がチベット密教から来ている以上、究極は悟りを目指すことになるであろう。悟り以前に、まず心身を浄化するのは当然である。

いずれにせよ、浄化は大事なものである。健康で長生きをするには、身体だけでなく心、精神も健康にならねばならない。運動と瞑想が身体と精神、心を頑丈で健康にする。もちろん食事も関係する。食、体、想、を三本の柱として尤氏長寿養生功を修練すると、修練前に比べると、その違いは明らかである。

尤老師がご健在の折、サンフランシスコの北にある仏教のお寺から、ひっきりなしに人が訪れてきたと師母と先輩から聞いたことがある。仏教徒にとっては魅力的な修行法と思われる。そして武術に携わる者にとっても、この氣功はヨダレの出るほどに修行したいものなのだ。

武術と瞑想で「自分」と出会う

西洋の、特にイギリスの貴族階級に求められたノブレス・オブリージュ（noblesse oblige）は日本の武術と融合して、「弱きを助け、強きを挫く」という武術家の心構えとして浸透してきた。「特権階級にいる者は、自国と弱者に奉仕する」という心構えは、今もイギリス王室に根強く残っている。

日本では、以前私が通った高校でも、質実剛健などの言葉で文武両道が奨励された。私は半世紀の長きにわたって武術・武道に携わってきたが、武術の目的は、このノブレス・オブリージュを会得することであると思うようになった。武術の究極の目的は心を持つことであろう。その心とは、東洋の言葉では「仁」といえる。西洋の「仁」に当たる言葉がノブレス・オブリージュであろう。

理想の武術家は、心が平穏で、その気概は「弱きを助け、強きを挫き、ワザを闘争に使わず、闘争を求めない。しかし弱者と自分の誇りを失う危機に際しては、ためらうことなく刀を抜いて解決に当たる」である。

私の理想は「師を尊び、家族を想い、友人多く、多くの人に慕われる徳のある人物」である。達成することは難しいが、理想を求めて努力する。

一方、瞑想は「自己究明と悟りと救済」を目指しているのだろう。武術・武道と瞑想は、修行する姿が同じである。心の平穏を求めて自己の究明を成し、悟りを得ようとする。自分の周りに理想郷を作る。武術と瞑想の目的を達成しようとする心が周りの人に影響を与えて、平和で健康で長寿になる社会を作る。これが尤氏長寿養生功の夢と目的である。

私は大学を卒業しなかった。というよりできなかった。だから大学中退となっている。学業を怠ったのではない。授業料が払えなかった。在学中に渡米の話を聞いて、両親も亡くした私は休学手続きも取らずに日本を去った。アメリカでは就労の際、履歴書に高卒と書くしかなかった。そのためアメリカでは、自分を見失いそうになりながらも大学入学を再度果たそうとした。しかし最初の結婚で、生活を優先したため果たせなかった。

離婚後は環境が整い、やっとの思いで鍼灸大学に入学した。資格試験合格とほぼ同時に師母と出会い、修行が始まる。骨身を削るような訓練の末に通氣をいただいた。そのずっと前に一度目の結婚は破局を迎え、通氣後に二度目の結婚をする。しかし妻は体が弱く、アメリカ在住のストレスと実家の問題のプレッシャーに耐え切れずに他界した。そして２０１５年に、妻の遺骨とともに日本に戻ってきた。

書けば短いが、長く険しい道のりだった。通氣をもらう前の自分は「自分」ではなかった。日米間を往復し、世界を旅して多くの人々と交流した。私の人生は、本当の「自分」に出会うための旅だったのである。

本当の「自分」に出会うには、母との確執を解決して「自分」を取り戻さなければならなかった。「自分」を取り戻すと、本来の自分は無学ではなく、極貧でもない、いつも朗らかで、笑みを浮かべて、幸せな毎日を過ごせる「自分」なのだと自覚した。親と子どもは別個の存在で、別人格である。親の因果のサイクルは断ち切った。

尤氏長寿養生功のシステムは瞑想が主体で、心理的な障害、トラウマを取り除く働きがある。今では、医学的、脳科学的にも、ストレスによって傷ついた脳内のキズを癒やす力があることが解明、認識されている。癒やしと再生の道なのである。

悲しみ、恨み、憎しみに愛を

強いとは、弱いとは、どういうことだろうか。私は母親の折檻を受け、火のついた線香を肌に押し付けられ、そして兄のイジメにあって、心も身体も弱かった。誰とケンカをしても負けた。

そんなある日、食事中に、兄がいつものように私にちょっかいを出して、イジメが始まった。積年の恨みと怒りがついに爆発して、持っていた箸を逆手に持ち、兄の太ももに突き刺した。私の心は氷のように冷たく、無表情であった。あの兄が泣いている。よほど痛かったらしい。ますますイジメが増大する。

高校に入学してすぐに、応援団の上級生が胸倉を掴んで威圧してきた時に、腰と上半身をひねって、その勢いを地面に向けたら、ドスーンと地面に倒れていた。私は以前に肺結核を患っていたので、柔道はやったことがなかったが、これをきっかけに、本格的に武術・武道を習い、もっと強くなりたいと思ったのだ。

しかし、心と身体は相変わらず弱かった。強そうに見える者が本当に強いかというとそうではなく、実は弱いのだと気づいたのは、大学に入って少林寺拳法を習うようになってからだった。ある日、空手部の人間が、何を思ったのか急に私に襲いかかってきた。咄嗟にかわしてボクシングのジャブのような突きを入れたら、まともに顔面に当たった。私より強そうに振る舞っていた男は、実は弱かった。

武術・武道を長年修練すると、強さを求める人間は実は弱く、私のように身体や心の弱い者、弱かった者は、健康になろうと長年訓練し、やがて技術が進むと無駄なチカラは抜けて上手くなる。強くなるのでなく、上手くなるのだ。現在の私は強いとは思っていない。武術・武道の技術をよく知ってこなすことは、他の人より年数をかけたからできるのだと思っている。

女性は、母親になると急に強くなるといわれている。母親が赤ちゃんのためにゴキブリやネズミを追い回すように、人間は必要になると、弱かったはずが一変して強くなる。ケンカや試合に勝つことが強いというのではない。人生の中で、必要な場面で強くなれる人間が、強い人間であると思っている。このことに気づいたのは、尤氏長寿養生功を知った後であった。

自分は弱いと思う者は、実は強いのだ。自分は強いと思っている者は、実は弱かった。強さを求めて武術・武道を目指すことが、本当に強くなる手段となるのであろうか。何のために強くなるのか、ということが大事なのではないだろうか。

私の幼少期のトラウマの正体は、悲しみと恨みや憎しみ、恐怖であった。今思えば、そんな負のエネルギーを心に引きずりながら人生を送っても良いことは起きない。正のエネルギーに辿り着けるわけはないのだ。

必然的に、出会いもそのエネルギーに応じたレベルの人間としかない。出会う者も悲しみと恨み憎しみを引きずり、中には私よりひどいトラウマを持って生きている者もいた。こういう目に見えないエネルギーに支配され、それに気づかないまま人生を終える者もいる。そんな人生は御免だ。

私は幸運にも尤氏長寿養生功と出会い、通氣免許皆伝のレベルまで師母に教わり、私の心の中にあった闇のエネルギーである悲しみ、恨み、怒り、憎しみを愛と幸せのエネルギーに転換できたのであった。

この世には、負のエネルギーを背負って人生を送る人々はたくさんいるはずだ。人に言えない過去を心の中に引きずっている者は、尤氏長寿養生功の瞑想と私とのジャンプをぜひお勧めしたい。愛と幸せを知った人生は素晴らしい。邪氣を捨て去り、正氣でいっぱいになった心は自由である。人を愛することができるようになる。

無常を知り、未来へ

仏教の最大のテーマは、人間の持つべき哲学は無常、即ち「全ての人や物事は、永遠に存在することはない」と悟ることである。執着から離れることによって、人は幸せに生きることができる。このことを、釈尊は何千年も前に喝破していたのである。

この「無常」を身をもって感じたことが、タヒチ旅の成果であった。私にはもったいないほどの美人であった最愛の妻は他界し、タヒチで30年ほど前に知り合った友人も父親が亡くなり、友人もまた年を取ってお爺ちゃんとお婆ちゃんとなり、息子たちに代替わりしていた。私の鉄人のように強かった脚も、ケガが原因で弱り、今では杖をついている。全ては移ろい、同じところに留まらない。

だが不思議なことに、私だけは若く見えて、目のチカラは誰よりも強かった。師母が教えてくれた氣功のおかげであった。

自然の摂理である生老病死に逆らう気はサラサラないが、この世に生を受けたからには、神様からもらった生命を大事にして、悔いのない人生を全うしたいものである。

テレビ電話を通じての個人講習と治療は、随分前からやっている。最近も、テレビ電話を通じて、タヒチの私の指導員たちを指導した。「そんなバカな」と思うだろうが、目のチカラで投げ飛ばして、あたかもその場に居て指導しているかの如く、練習を終えた。

氣は空間を超える。氣を用いた目のチカラで相手を投げるなどということは、他の武術・武道ではありえない。私は奇しくも与えられた尤氏長寿養生法の教授の機会を無駄にせず、行き着くところまで行ってみたいと思っている。

幸い、初対面の人でも武術的に投げられるようになり、医術的に治癒することができるようにもなっている。チベット密教と結びついた、世にも不思議で稀な存在である尤氏長寿養生功を、私は愛して止まない。師母と尤老師の意志を継いで、私は世界を相手に駆け抜けている。

我々は、何を目的にして生きるのであろうか？　最近よく考えるようになった。私は現在、氣功を教授する職についている。紆余曲折を経て、ついに自分が本当にしたいことを見つけた。

氣功教授は私が最も得意とするもので、集まる道場生を良い意味で変えることができる。私も幸せで、道場生も幸せだ。少なくとも私はそう感じている。これこそが生きる目的、人生の目的ではないだろうか。

自分が本当にやりたい職業を見つけて、その職業を通して、縁ある人とともに幸せになる。幸せに気づき、愛に気づく。人生の最終目的である。

声を大にして言いたい。私はＰＴＳＤ（心的外傷＝トラウマ）を、この氣功の訓練で克服し、愛と幸せに気づいて、今は無上の喜びと幸せを感じている。

もしも今現在、あなたが不幸せを感じているならば、すぐにアクションを起こさねばならない。グズグズしていると、あっという間に時は過ぎていく。愛と幸せを得るためには、本当に自分の好きな仕事を見つけて、その職業を通じて、周りの縁ある人を幸せにする努力をするべきである。人を幸せにすると、人はあなたを幸せにすることを考える。共存共栄、共生の心で相手を思いやって苦しい局面を乗り越え、みんなが本当に幸せになれるように努力する。自分の幸せのみを追求して相手を利用する者など論外だ。

相手を思いやって、お互いに幸せになることこそが、人として最も理想的な生き方ではないだろうか。現在、私は命をかけて習得した、この大好きな氣功を後世に伝えるために、改良を加え、私が創意工夫した技も含めて縁ある者たちに教授している。

どんな良いものでも、どれほどの秘密であっても、一人で抱え込んで墓場まで持って行くと、宝の持ち腐れになってしまう。師母が、日本人である私に特別に全てを教えてくれたように、私も今、縁あって集まる道場生、指導員たちに、私の全てを教えている。

師母から学んだ尤氏長寿養生功は、殺人のワザから活人のワザへ、そして「癒やしと再生」のワザへと昇華している。太田氣功道場は、様々な縁ある者を巻き込んで、未来に向かって進んでいる。

未来には私が経験した差別やイジメがないことを願い、多くの人の人生に少しでも良い影響を与えて、私はこの世を去りたい。そして私から習ったワザをもっと次元の高いものへと昇華させてほしいと願っているのである。

終章

医療氣功が病の身体を癒やす

人は肉体とエネルギー体を同時に持って生きている

本書の最後に、私（水足）が普段から患者さんに教えている医療氣功の考え方と実践法をご紹介します。また、医療氣功によって難病を完治・改善した実例も掲載させていただこうと思います。

東洋医学では、人の生命は「氣」「血」「水」の3要素によって維持されており、これらがスムーズに循環することで健康が保たれると考えています。「氣」「血」「水」の循環が何らかの原因で滞ったり、体のどこかに偏ったりしてバランスが乱れることで、不調や病気が生じるととらえているのです。

「氣」とは根源的な生命エネルギーのことです。「元気」の気、「気力」の気、「気合」の気、若者風に言えば「オーラ」です。物ではないので、物しか見ようとしない普通の目では、認識することが難しい存在です。

実は、若い世代の人の中には、これが当たり前のように見える人が少なからずいます。自分

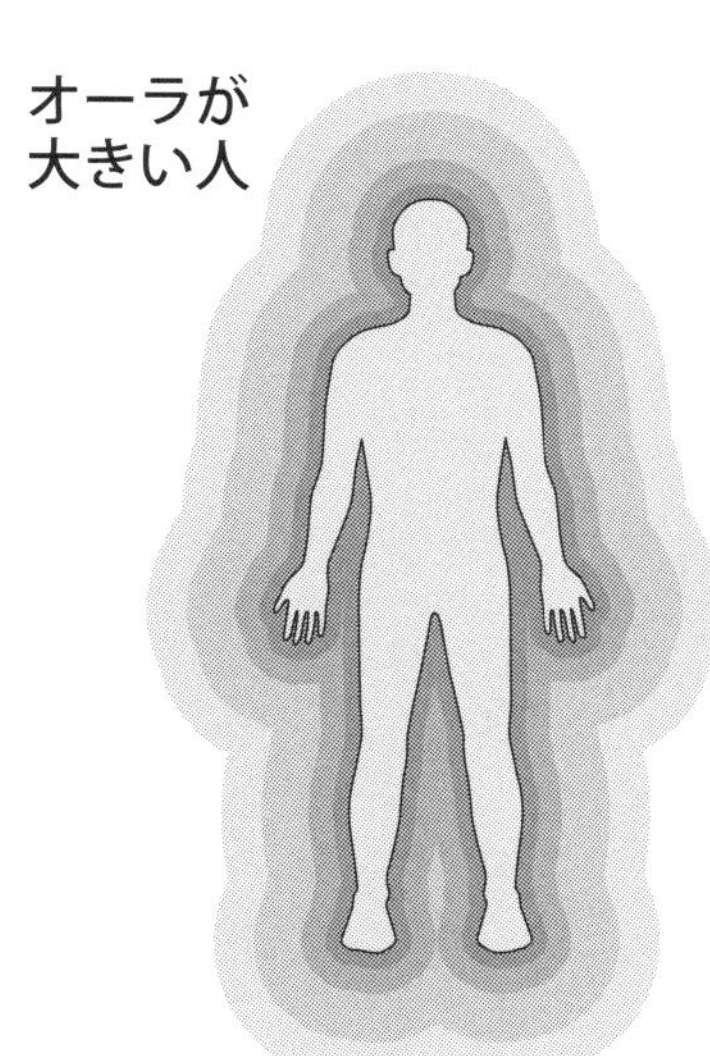

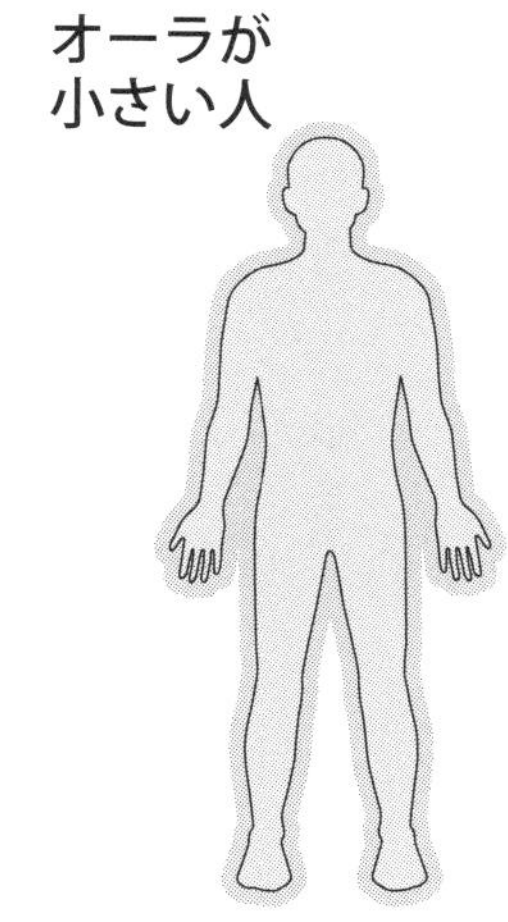

には見えないという人は、試しに周りの若い人たちに尋ねてみてください。そして「見える」人から見方のコツを教えてもらい、傍で一緒にオーラを見るように試みると、意外とすぐ見えるようになります。

脳は共鳴するので、能力が伝播して、できるようになるのです。すでにできている人の傍にいることが、できるようになるための近道です。先生と生徒の関係や、師匠と弟子の関係などで、この共鳴原理は強く働きます。

命ある全ての肉体は、この生命エネルギーを身にまとっています。元気な人はオーラが大きく、元気がない人はオーラが小さいのです。

「氣」という生命エネルギーの働きは、西洋医学の言葉にすると「自律神経（体の機能を自動調節する神経）」の働きに近いと考えられています。

「氣」は、食養として取り込む水穀（飲食物）と、呼吸により作られた「血」と「水」を体中に滞りなく巡らせる、根源のエネルギーです。そして「氣」の流れる道を「経絡（けいらく）」と呼び、外界との「氣」の交流を行う所を「経穴（けいけつ）（ツボ）」と呼びます。

古来より「病は気から」と言いますが、ここでいう気は「気持ち」の気ではなく、この根源エネルギーの「氣」を表しています。病気は氣が停滞するところから始まり、進んで広がっていくという意味なのです。

東洋医学では、不足している氣を補い、停滞している氣を循環させて、生体が本来有している「気力・体力・免疫力」の機能を正常に発揮させるのです。それにより、バランスを乱していた心身は、根本から健康な心身へと癒やし導かれることになります。

自分の両手で氣を感じてみる

身体には、外部情報を認識する5種類の感覚器があります。眼、耳、鼻、舌、皮膚の五つで、人はこれらの感覚器から外部の情報を感じ取り、認識しています。光を感じる視覚、音を感じる聴覚、匂いを感じる嗅覚、味を感じる味覚、接触を感じる触覚の、5種類の感覚です。これらは人間の感覚全体として「五感」と呼ばれます。

氣を感じ取るための独立した感覚器はありません。氣の情報は既存の五感に乗ってきます。氣の感覚は、まず皮膚感覚に乗ってきます。そこで、皮膚の中でも敏感な手で氣を感じることから始めます。両手を熱くなってくるまで擦り合わせ、はっきりと熱くなってきたら、擦るのをピタリと止めます。

次に脇から腕全体を開くように、ゆっくりと両手の間を数センチほど離していきます。両手の力を抜いて、隙間の距離をわずかに近づけたり離したりします。自分の両手や両手の隙間に意識を集中して感じていると、ジーンとするような、モワーンとするような、ビリビリするような、あるいは熱いような感覚が生じてきます。これが氣の感覚です。

両手の間に氣を感じる

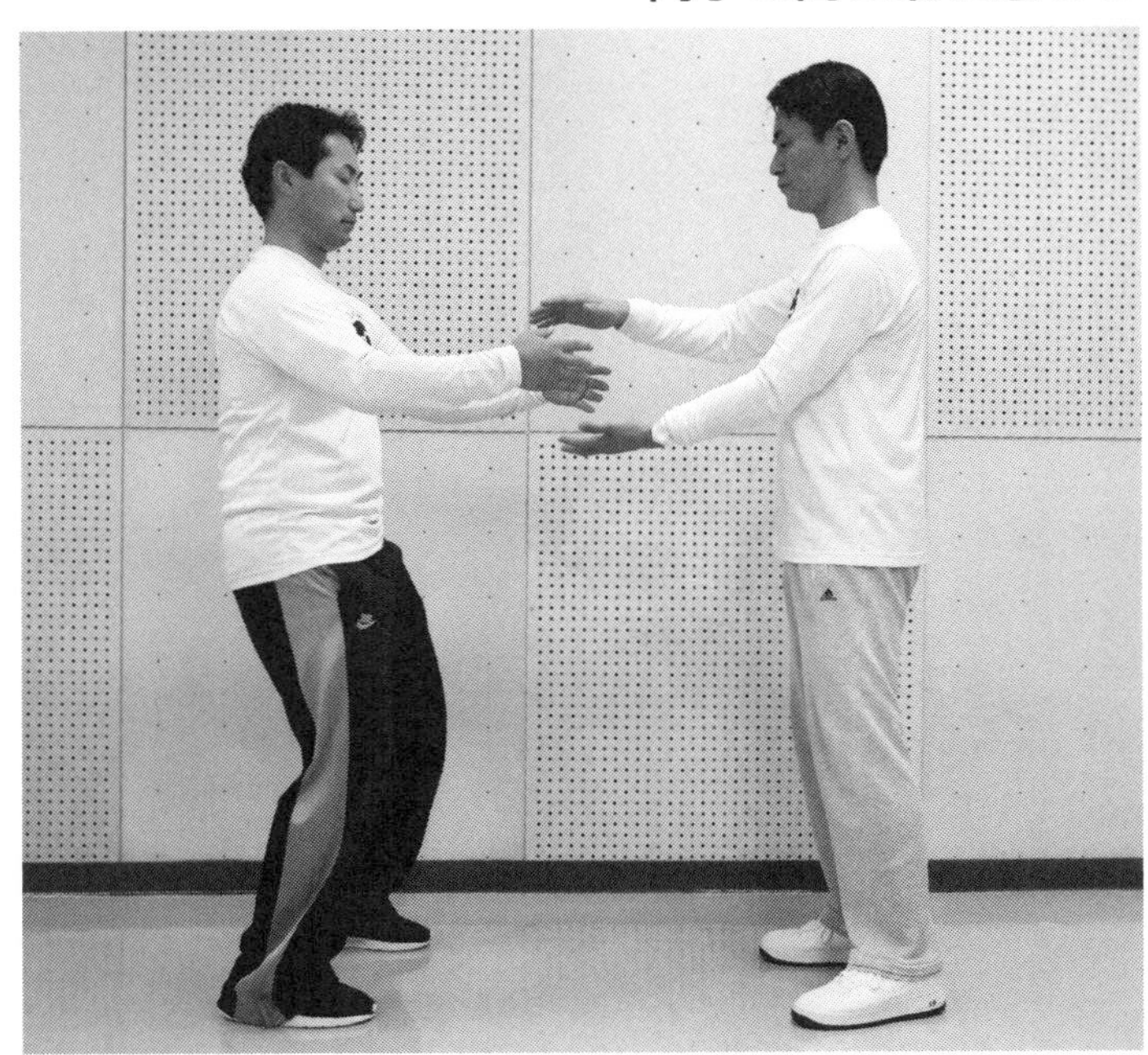

二人で向かい合って、お互いに両手間の氣を感じる練習。

これを繰り返し行って上手になると、10〜20センチ離しても感じるようになります。氣は身体から肩、肘を通って両手へと流れてきますので、脇を締めないことが大切です。

両手が氣の感覚でしっかりと繋がった状態を保って、両側へと引き伸ばすと、さらに両手の繋がる距離が伸びていきます。ゆっくりと丹念に繰り返すと、素手で水飴の塊を引き延ばしているような氣の感覚が、ありありと育っていきます。

さらに繰り返すと、両手、両腕、身体へと、氣の感覚が広がっていきます。

視覚で氣を感じてみる（オーラの見方）

氣を視覚で捉えるためのポイントは、視力回復のための３Ｄ画像を眺める時と同じです。本屋などで売られている、立体物を見ることができる画像（ステレオグラム）が訓練になります。画像を目の前にして、画像表面に眼の焦点を合わせるのではなく、遠くを見つめるように、画像より奥に焦点を置いて眺めます（平行法）。

やがて遠くに置いた眼の焦点が立体画像に合ってくると、綺麗なクリスタルの中に立体的な画像が浮かび上がって見えてきます。これも繰り返し行うと、素早くできるようになります。

人は日常生活の中で、常に物を見るために眼で焦点を探し続けていると言えます。しかし氣は物ではありませんので、物を見るように焦点を合わせていては見えにくいのです。

薄暗い部屋で、黒い背景のところで指先に視線を向けます。指先に焦点を合わせるのではなく、とても遠くを見つめるように、平行法で立体視を行う視線を作ります。すると、やがて指先から出ている氣が、湯気のように見え始めます。

立体視の時と同様に、指先ではなく湯気に焦点が合ってくると、指先から放たれる湯気がハッキリとした帯状の蛍光白色に変わり、厚みをもって浮かび上がってきます。

この眼の置き方は、「観の目付」や「遠山の目付」と呼ばれます。意識状態が、日常意識から変性意識（ゾーン）に入っていく時のスイッチになっています。

蛍光白色の状態をしっかりと維持すると、白色の縁から色鮮やかな様々な蛍光色が放たれているのを捉えることができるようになります。

色を捉えるには、折り紙などを使って訓練すると良いです。例えば、太陽を見つめた後は、しばらくの間は太陽の残像が視野に残ります。同じように、折り紙で色の残像を作り、色の感受性を高めます。

白い背景に赤色の折り紙を置いて、しばらくの間、眺めます。遠くを見つめるようにしていると、赤色の折り紙の縁から緑色が放たれるのが見えてきます。また、急に赤色の折り紙を取り除くと、緑色の残像が見えます。これは補色残像効果と呼ばれるものです。

これもまた繰り返し続けると、色を捉えることが当たり前となっていきます。このような目を養うと、左右の手を氣感で繋ぐことができる人は、左右の手指の間に紐のように繋がっている氣を見て取れるようになります。

「百聞は一見に如かず」といわれるほど、視覚情報はとても大きな意味を持った情報です。

オーラを見る（イメージ）

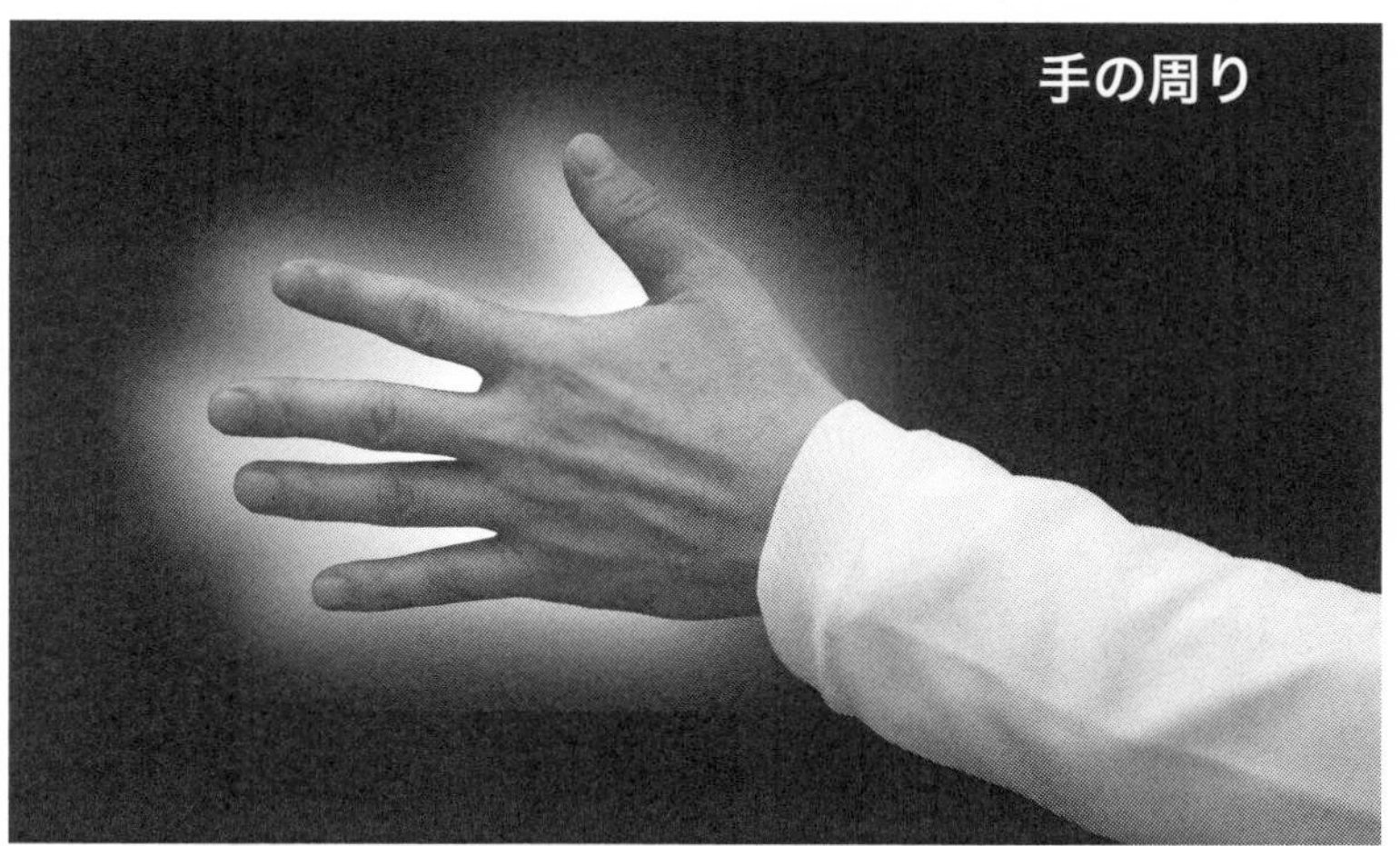

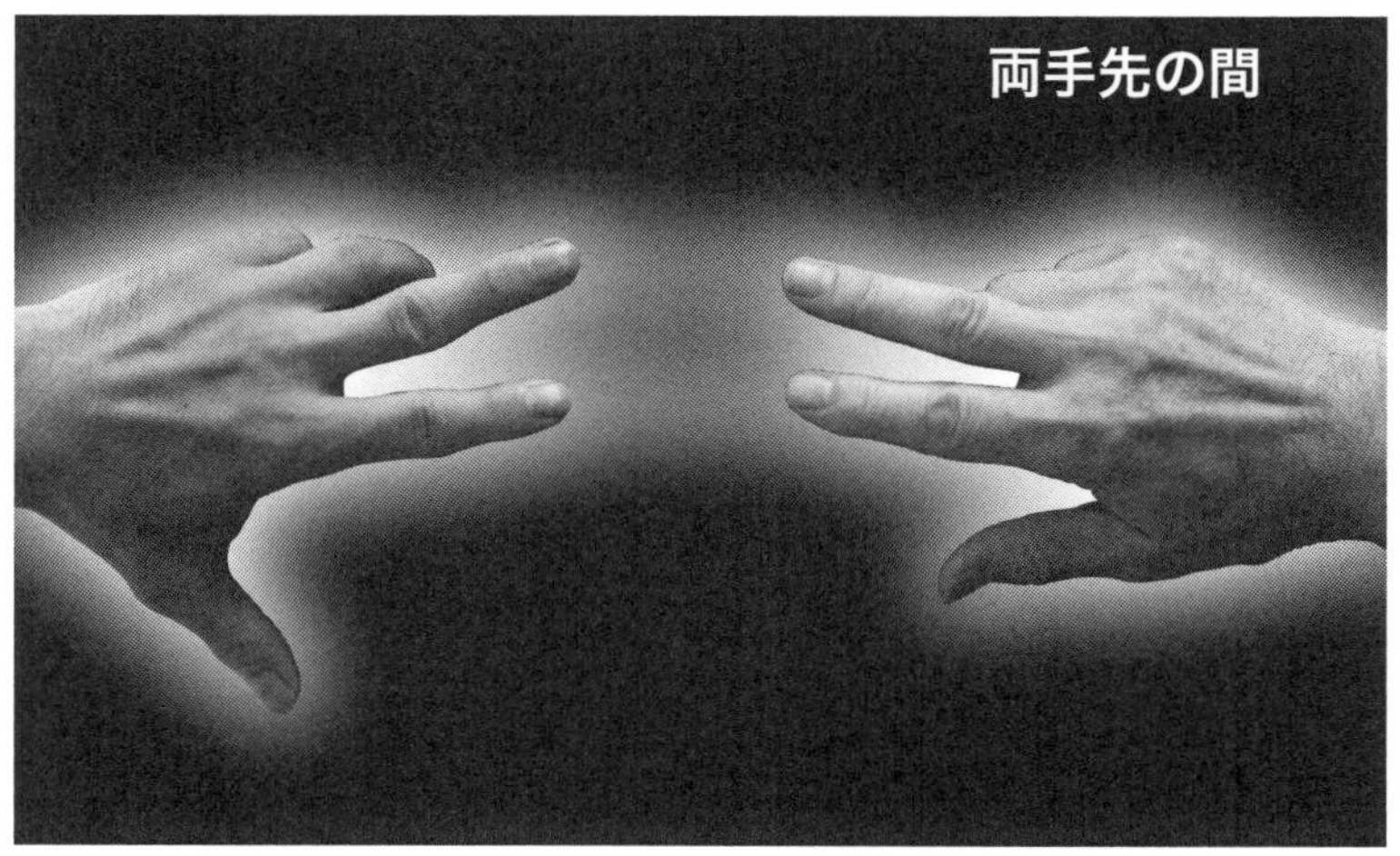

暗い色を背景にして手をかざすと、指先から立ち昇る白い湯気、あるいは揺らぎのようなものとしてオーラが確認できる。ただし、これは視覚というよりは第六感に近く、映像として捉えることは難しい。

氣を視覚で捉えるようになると、氣の存在を否定することができなくなります。

共感覚で氣を捉えて操作する

こうした訓練を行うことによって、五感に乗ってくる氣を感じる能力が次第に高まっていきます。

皮膚感覚でハッキリと氣を感じることができるようになると、脳内で他の感覚器と繋がった回路が育ち始めます。皮膚で感じている氣の感覚情報を、同時に視覚映像（形・色）でも捉える回路が働いて、視覚に乗ってきて見えるようになります。氣感を通じて触覚と視覚が繋がるのです。

五感が氣の感覚を通じて繋がっていきます。音を色や形で感じたり、数字や文字に色を感じたりするのです。こうした感覚は「共感覚（synesthesia）」と呼ばれています。

本来、全ての生きている人の身体には氣が流れています。一般的な学校教育の中では、氣について教わることはありません。自分の体内に流れている氣に気づくことなく生活しているのです。

これは喫茶店のBGMにたとえることができます。喫茶店の中にいても、楽しく友達との会話に集中している時は、店内に流れているBGMは耳に入ってきません。BGMに聞き耳を立てた時に、初めて音楽が流れていることに気づきます。しっかり聴いてみると、クラシックなのか、ジャズなのか、ロックなのかがわかります。

繰り返し聴いていると、頭の中でなぞることができるようになります。もっと関心を持って演奏の練習を始めると、自分でも次第に演奏することができるようになっていきます。

氣もこれと同じです。氣が流れていることを認識し、繰り返し訓練すると、はっきりと操ることができるようになります。

氣―筋力反射テスト（バイ・ディジタルO―リングテスト）

気の状態を簡単に調べる方法として、氣―筋力反射テストがあります。いわゆる「O―リングテスト」です。健康な人の身体は本来、氣の流れが良くなると全身が柔らかくなり、筋力が

O—リングテスト

被験者に親指と人差し指で輪を作ってもらい、診断者も同じように指で輪を作って被験者の指の輪を引っ張る。被験者は、力を加えられても指の輪が開かなければ気の状態は良好、開いてしまえば低調と診断される。

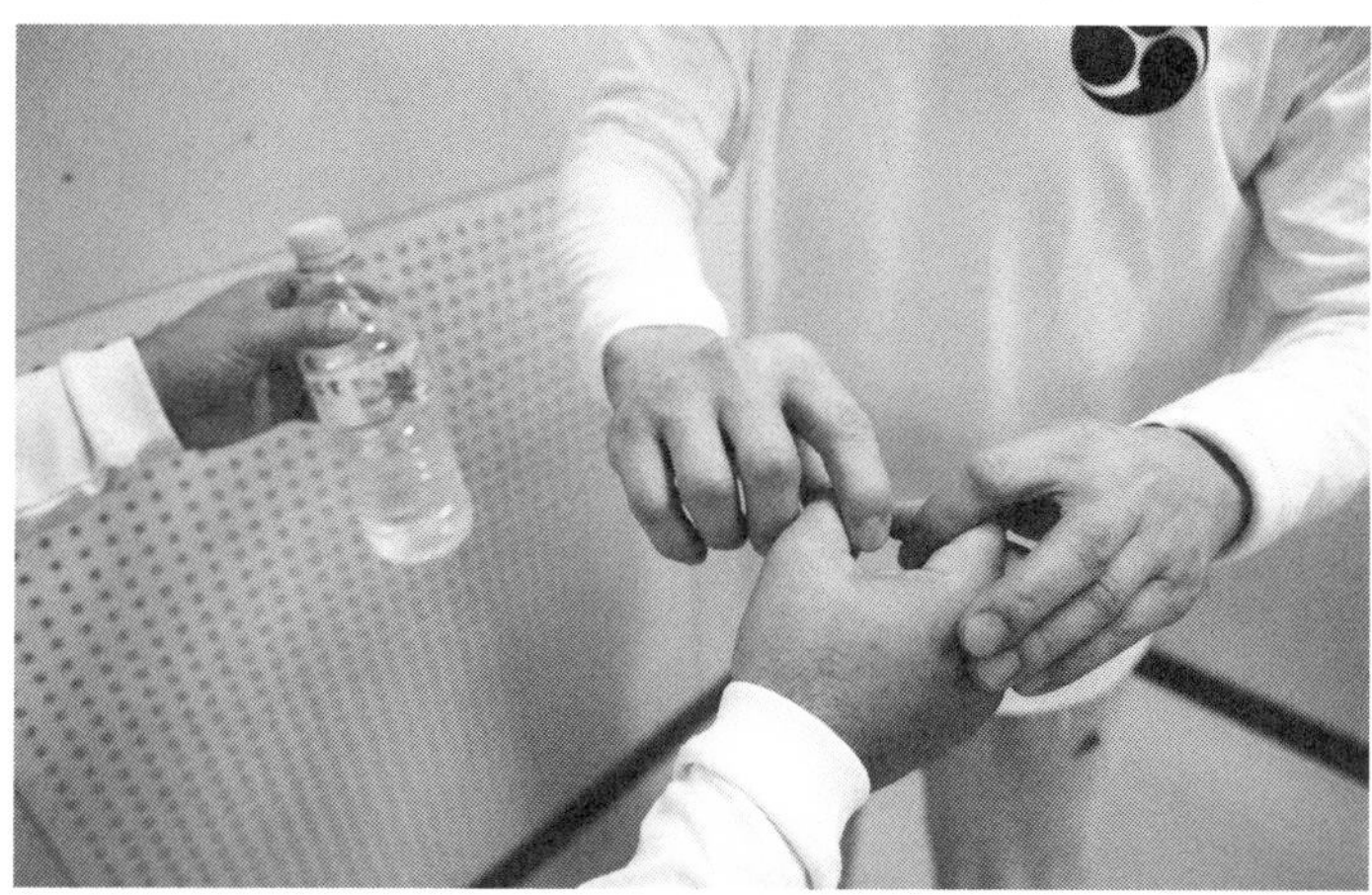

「輪が開かない」→手に持った物が被験者にとって“適合”

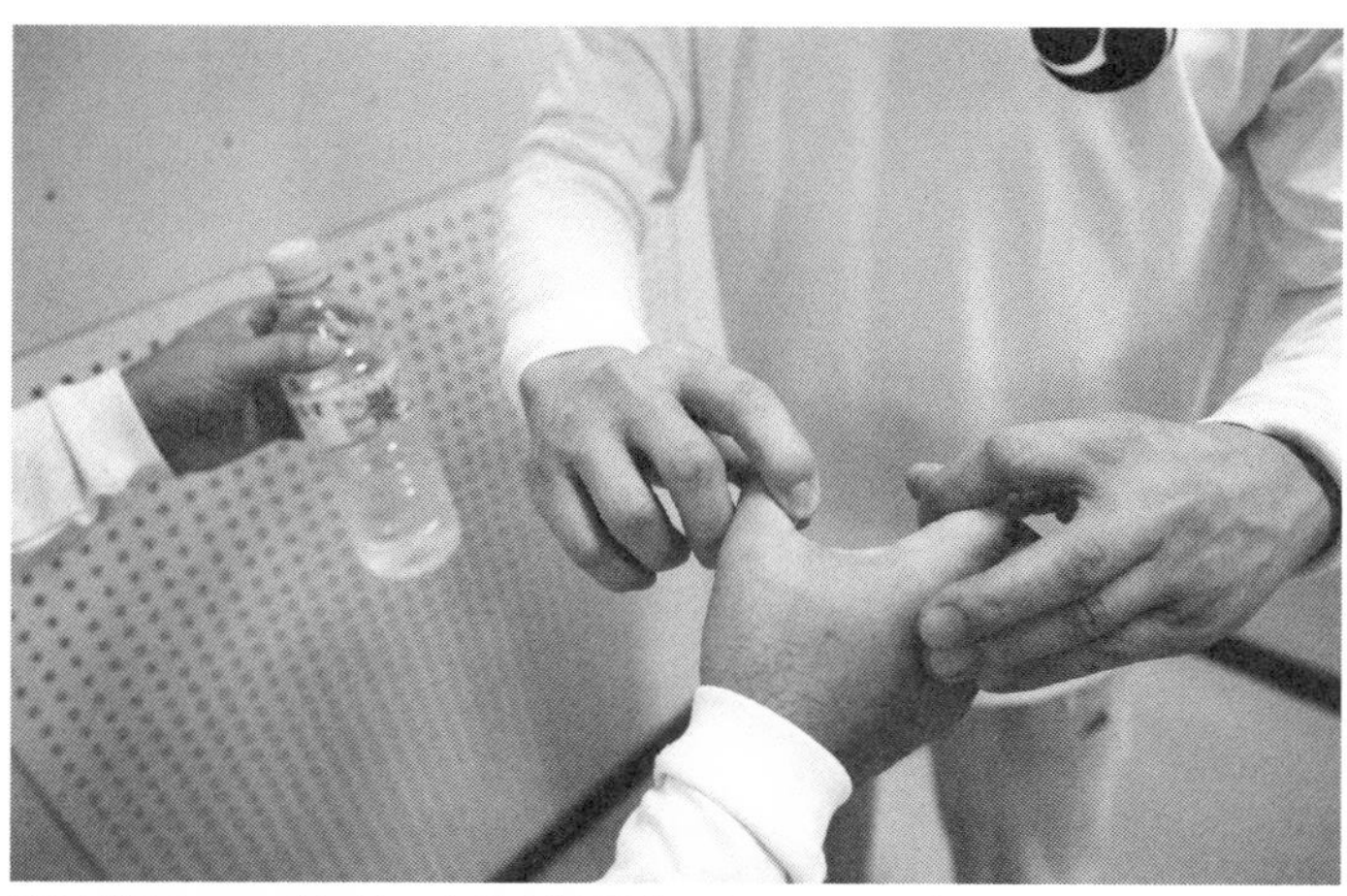

「輪が開く」→手に持った物が被験者にとって“不適”

増加するという現象が認められます。逆に氣の流れが悪くなると、全身が固くなり筋力が低下します（参考『図説バイ・ディジタル O—リングテストの実習』大村恵昭、医道の日本社）。

この現象を利用して、患者さんに手の親指の先端と人差し指の先端を合わせて輪（O—リング）を作ってもらい、診断者も同じように指で輪を作って、患者さんの指の輪を引っ張る方法です。力を加えられても患者さんの指の輪が開かなければ、氣の状態は良好。簡単に開いてしまう時は、氣の状態が低調と判断する指標になります。

氣に良い影響を与えるものを身体に接触させると筋力が高まるため、O—リングは開きにくくなり、逆に、氣に悪い影響を与えるものを接触させると、筋力が低下するためにO—リングは簡単に開くようになるのです。

これは、例えば身近な携帯電話で試してみると、元気な身体でO—リングが強くクローズしている人でも、携帯電話を耳元に持ってくるとO—リングが開きやすくなります。通信のために発生させている電磁波が氣の流れを阻害して、筋力が低下するためです。

近年の多種多様な電磁波利用は、世界中で増加の一途をたどっています。通信機器や無線給電などがもたらしている健康への影響について、国際的にも評価会議が行われて研究と議論が高まってきています。

誰もが持っている無限の自然治癒力

東洋医学では、医療氣功で根本から身体を整えます。自然治癒力を高めることによって人は根本から癒やされ、病を克服します。

私（水足）が院長を務める医院では、氣の流れを読み取り、薬が身体に適合しているかどうかを判断して全ての薬を処方しています。氣の流れを読み取りながら、身体に病気の原因や最良の治療薬を尋ねているのです。

病気の原因を生活から排除するように生活指導を行い、身体が飲みたがっている薬を選び服用することで、体質改善が進んでいきます。原因排除と根本体質改善により、他の病院で難しいとされていた病気が治ります。

人間には、無限ともいえる自然治癒力が内在しています。それを発揮することで、人はあらゆる病が治るようにできています。家電製品のように、人間の身体や能力を完全に網羅した取扱説明書が世界中に流通していれば、治療する際に大変助かるのですが、残念ながら未だ完成には至っていないようです。

万能のように思えてしまう現代科学でも、人間についてはは把握しきれていないのが現実です。むしろ科学が現代ほど発展していなかった時代に記された古典のほうが、よほど精妙に記されていて、治療する際にも役に立つと私は思っています。

読者の皆さんにとって、氣に興味を持つことがきっかけとなり、潜在能力の開発や人間存在への興味が少しでも深まっていけば幸いです。

医療氣功の威力……癌や難病が完治・改善した実例

【症例1：大腸癌が再発した50代女性の場合】

この方は平成20年7月に腹痛を生じ、Y病院に入院しました。診断の結果は腸閉塞。人工肛門造設手術が施行され、手術後診断で「S状結腸癌、リンパ節転移あり」と告げられました。

その後、抗癌剤治療を行い、人工肛門閉鎖手術を受けましたが、1年後のPET検査でS状結腸付近に3箇所の集積を指摘され、主治医から手術後再発による腹膜播種の診断を告げられました。「このままだと半年、抗癌剤であと2年」との予後宣告を受け、すぐに皮下埋め込み型ポートによる抗癌剤治療を行うよう勧められました。結局、ポート埋め込みでの抗癌剤治療は選択されませんでしたが、他の様々な治療を試みたところ、体調が悪化してしまいました。

当院を受診されたのは平成21年10月21日でした。初診時の診断は、大腸癌再発、腹膜播種、遠隔転移なし、でした。

生活改善の指導の上で、抗癌漢方薬（半枝蓮、白花蛇舌など）、十全大補湯、小建中湯などを処方したところ、2カ月で癌遺伝子の活動反応は消失しました。加えて、自身でも毎日氣功を行い、癌体質を改善していきました。

体質改善が進むにつれて手術創部分も楽になっていき、油断なく治療を継続された結果、平成25年4月に治療卒業となりました。予後宣告を受けた播種性再発癌を、自分で完治させた症例です（令和3年現在は、定期チェック受診のみです）。

一般的に、大腸癌は大腸癌研究会の『大腸癌取扱い規約』などに基づいて、5年間再発が認められなければ完治とみなされます。抗p53抗体値は平成21年12月に最大16・0まで上昇を呈しましたが、令和2年7月は7・61の値でした。

令和2年12月に地元で検査を受けましたが、CTで癌病変の描出なく、大腸カメラでも手術部分を含めて明らかな異常はありませんでした。また、以前は多発する大腸憩室を指摘されていましたが、それも消失していました。12年振りの受診検査で完治が確認されたことに、地元の病院の先生は驚いていたそうです。

◎患者さんの感想

子どもの頃、大人たちから「病は気から」「子どもは風の子」「日光浴は骨や筋肉を丈夫にする」などと聞いていて、多少身体に不調を感じても外遊びをすれば忘れて元気になるものだと思っていました。実際、いわゆる疲れを知らない子で、そのままずっと活発に過ごしてきました。

そんな私が大腸癌による腸閉塞で倒れ、緊急手術となって、1年後に癌の再発と腹膜播種で余命半年の宣告を受けました。そう遠くない死を覚悟して様々な治療を試みた挙句、ますます不調になり、せめて穏やかな最期を迎えたいとの思いで目白醫院に駆け込みました。

初めの診察の時、先生は「身体がすっかり冷え、氣の層が薄く氣が巡っていません。でもまだ治す気力だけはあります。漢方薬の治療と併せ、自分で氣功もやると良いですよ」とおっしゃいました。

氣功といってもスタイルは様々で、術後の後遺症もある私はどこで習えば良いのかわかりません。すると先生は「それでは、とりあえず氣のボールを作ってみましょう」と、ボールの作り方を教えてくださいました。早速、毎晩ベッドの縁に腰掛けて部屋を暗くし、お腹のあたり（丹田）でボールを作ることに励みました。

すると1カ月ほど経った頃には、バレーボールほどの大きさの氣を手の中に作れるようになりました。目を閉じて氣を感じてみると、血液の流れや臓器の営みなど、身体の内面に思いを向けることができました。

そのうち数人の患者様と共に、目白醫院で養生氣功をご指導いただけることになりました。私の想像していた氣功とは少し違い、背骨や肩甲骨をしなやかにし、両手の間に氣のエネルギーでボールを作り、氣感を体得していくことをじっくりと行います。

ご指導を受け、自分の身体に静かに向き合ってみると、今までの私は自分の身体にただ〝気合い〟や〝喝〟を入れていただけではないだろうかと思うようになりました。

生来の気丈夫という性格や体力の過信から、身体の異常のサインに応えようとせず、むしろ打ち消していたのではないか。意志と身体が全くアンバランスだったため、長い時間をかけて病気を大きくしてきたのではないかということに、初めて気が付きました。

そんな猛反省の後、毎晩たとえ少しの時間でもと、必ず1日を振り返って身体に問いかけ、氣功でリセットすることにしました。また、氣の巡りによって漢方薬の効果も最大限に生かせるのではと思い、真剣に取り組みました。

10年余り経った今、先生のご指導から離れ、自己流になってきてしまっているかもしれません。しかし、仕事や家事のちょっとした動作にも氣功を応用すれば、時間がないなどと言い訳せずに楽しめます。

無理をせず、何かしらの形で毎日続けているうち、手術の傷も相当改善され、日常生活に支障のない身体に回復してきました。改めて自己再生力や免疫力に驚いています。今では大病だったにもかかわらず、静かに静かに氣功による修復作業が行われていた自分の身体が、愛おしくさえ感じられます。これから先、加齢と共に変化していく身体とも上手につき合っていけそうです。

氣功のご指導によって大切なことに気づかせていただき、心より感謝致します。

【症例2：関節リウマチとバセドウ病に悩む50代女性の場合】

こちらの方は、S医大病院で入院加療を行い、リウマトレックス処方を受けていましたが、自分で漸減して症状が悪化してしまいました。

当院での初診は、平成22年10月でした。関節の疼痛・変形・拘縮が顕著で「準寝たきり」の状態でした。生活改善を指導した上で、漢方薬とプラセンタでの治療を継続中です。

腫脹疼痛は消失、変形は軽減、各関節の可動域が拡大し、リウマチ因子とMMP―3はすでに正常化しました。抗甲状腺薬も漸次減量し、平成25年5月で中止としました。その後も甲状腺ホルモン値は正常を維持しています。

訪問リハビリと訪問歯科を導入して、日常活動度は顕著に変化していきました。また歩行器を導入して、立位保持、片足立ち、足踏みなどができるようになりました。両手関節部の変形も軽減し、手指の巧緻運動も向上していきました。炊事、掃除、洗濯が行えるようになり、要介護3から要介護1に変更となりました。

令和3年現在は、前腕部支持型杖使用で毎日歩行訓練を行っていますが、リハビリスタッフと共に、杖なし独歩を目指してリハビリされています。

◎患者さんの感想

平成22年10月に初めて氣功に巡り会えた時、私は関節リウマチとバセドウ病の合併症の重症患者でした。

「全く〝氣〟がありません」という水足先生のお言葉に、「えっ!? 気がない？」「先生のところまで辿り着けたのは気力があったからではないの？」と、そこからの出発でした。そして初めて氣功治療。何だかホワッと体が温かくなったことを覚えています。

けれど、それから数回は、診ていただく度に、まだそれほど間がないのに前回入れた氣が全くなくなっていたり、残っていても、せいぜい半分程度だったりという感じでした。

なかなか先生から直接氣功治療を受けられない遠方の患者さんたちのために、先生が氣を込めてお作りになった名刺による氣功をがんばってやり始めたのは、この頃からでした。

その後、不注意による転倒等から準寝たきり状態になって、貴重な受診をキャンセルせざるを得なくなりました。そんな時、画像付きメールによる診察で送られてきたお薬とともに「名刺氣功でがんばって！」と先生のお手紙が入っていて。凄く心強くて励まされました。

「できることをやればいい」、私はそんなふうに変化していきました。明けて平成23年2月からは、注射治療のこともあって、月に1回の通院に加えて、先生に毎週末に往診治療していただくことになりました。先生にとっては超遠距離往診…、ものすごく濃い氣功治療をしていただけました。

一人で立つこともできず、腕も上がらない私に、先生は「これはできるだろう」と、座ったままで行う「氣の開閉」「站樁功」「瞑想」を教えてくださいました。上がらない腕、すぐ下がる腕でしたが、先輩患者さんたちが命がけで氣功をやって、卒業していったお話を伺ったりして励まされました。

往診での氣功治療を受けていると、当時ともに暮らしていた柴犬の老犬がそっと寄ってきたので、一緒に受けさせていただいていました。頭で考える人間と違って、犬は感覚で氣功をわかっているんだとうらやましく思いました。

そんな中で、次第に名刺氣功をすると名刺が凄く熱くなっていくのを感じるようになったり、教えていただいた氣功をするとザワザワした感覚がなくなって、とにかくスッキリして視界が明るくなる等の変化を感じるようになっていきました。小さなことは取るに足らないのだと、余計なものが削ぎ落とされていってる思いでした。

そんな話を、往診の度に優しく受け止めていただきながらの治療。「大きな病気になればなるほど、生き方を変えるくらいじゃないと治らない」という先生のお言葉に納得し、共感できたのも、氣功治療のおかげだと思っています。

素の自分に戻っていって、エネルギーをいただく。この頃から「氣は流れています」と診断されるようになっていきました。重く感じたり、熱く感じたり、ビビッときたり、「氣ってすごいんだなぁ」と実感しました。

「奥が深く、知れば知るほど深くなっていくんです」と先生のお言葉。私は頭では全然わかってないと思うけれど、一つ一つ感じる変化や、先生の表現する言葉がストンストンと入ってきているのはわかります。

良い流れができて、太田道場の氣功教室に参加する機会をいただいたり、お会いしたかった太田先生が目の前にいらっしゃるという機会をいただいたりしました。もっともっと自分を解放して、大きな宇宙のエネルギーと繋がっていきたい。今、そんな流れの中にいられることに深く感謝しています。

リウマチ、バセドウ病は、すでにサヨナラできています。目指すのは病気以前の自分ではなく、病気以前の自分よりも心身ともに健全な自分です。氣功治療は大きく私を変えていってくれました。巡り会えたことに深く感謝しています。だって、その病気に感謝できるようになったのですから。

おわりに

尤氏長寿養生功を行うと健康になります。さらに進むと元氣が溢れ出る身体となり、はっきりと「物」のように「氣」を扱えるようになります。すると、向かってくる人を触らずに投げたり抑えたりできるようになります。病で歩けない人を立って歩かせることができるようになります。長年にわたり磨かれ、受け継がれてきた、確立された訓練法です。

出会いは縁であり、お金で買うことはできません。良い出会いがありますようにと、子どもの頃から念じて今に至ります。氣功武術の世界では、「10年かけてでも正しい師を探した後に学び始めよ」と伝えられています。「見つけた」「出会った」と思ったら始めるべきです。

そして困難にぶつかっても、やめないことです。実は、続けることこそが最大の才能なのです。これは、全ての分野に通じている要諦です。

ある時、立っていられないほどの激しい訓練の最中に瞑想の時と同じ景色が見えたので、そのことを太田先生に告げました。すると、「激しい『躍動』の極みと、瞑想の『静寂』の極みは繋がっている」とサラリと語られました。達人への扉はそのあたりにあるようです。

天命を知るといわれる歳を超えて、今回の出版企画は後からくる世代へとバトンを繋ぐ機会とも考えました。尤氏長寿養生功と自分自身のことを、改めて振り返りながら書き記しました。

目白醫院院長　水足一博

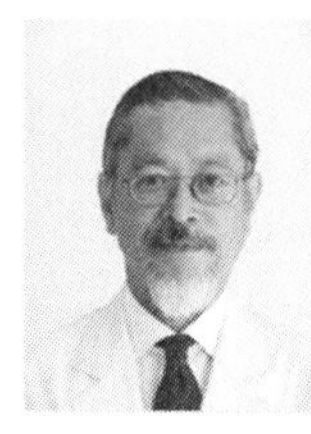

監修者 ◎ 太田光信　おおた みつのぶ

1970年代に渡米、拳法指導者、鍼灸師として活動。1980年代に尤氏氣功法の欧陽敏に正式入門し20年修行。数々のテレビ番組で氣功法の可能性を紹介して注目を集める。2015年に帰国し、後進の育成に尽力。元少林寺拳法本部指導教官・国際部部長・五段拳士。DVDに『神意拳 氣・勁の獲得』『力を超えた武術 神意拳』（BABジャパン）など。

◎太田氣功道場　https://www.ota-qigong.com/

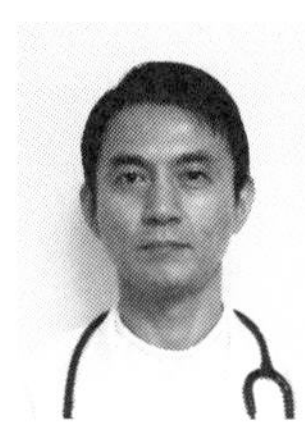

著者 ◎ 水足一博　みずたり かずひろ

東京都豊島区・目白醫院院長。佐賀医科大学医学部卒業。氣功や漢方薬をはじめとする東洋医学の手法を取り入れた独自の統合医療により、西洋医学から見放された多くの患者を救済すべく診療に取り組む。著書に『体内革命！自力でがんを消す方法』（幻冬舎）、『がんにならない体をつくる32の生活習慣』（サンライズパブリッシング）など。

◎目白醫院　https://mejiro-iin.jp/

編集協力 ● 野村暁彦
写真撮影 ● 中島ミノル
イラスト ● 月山きらら
本文デザイン ● 澤川美代子
装丁デザイン ● やなかひでゆき

武医同術 史上最高の氣功法

太田光信が継承した「尤氏(ゆうし)長寿養生功」の威力

2021年11月5日　初版第1刷発行

監修者　太田光信
著　者　水足一博
発行者　東口敏郎
発行所　株式会社 BAB ジャパン
〒151-0073 東京都渋谷区笹塚1-30-11　4・5F
TEL　03-3469-0135　FAX　03-3469-0162
URL　http://www.bab.co.jp/
E-mail　shop@bab.co.jp
郵便振替 00140-7-116767
印刷・製本　中央精版印刷株式会社

ISBN978-4-8142-0427-4 C2075